幼儿保育专业系列教材 | 总主编 张小永 刘兰明

婴幼儿生活保育

主 编 吴少君 张玉秋 王 菲
副主编 徐荣荣 王爱静 孙 琎

科学出版社
北 京

内 容 简 介

本书在教育部职业院校教育类专业教学指导委员会的组织与指导下，由中职幼儿保育专业教学标准和实训条件建设标准研制组长校和全国知名幼教集团、省市级示范幼儿园等组成的骨干团队共同研究编写。以保育师为主体的保育工作的视角，围绕幼儿园和托育机构0～6岁婴幼儿一日生活环节的保育工作任务展开。全书共八大项目，分别为婴幼儿生活保育概述、入园保育、进餐保育、盥洗保育、如厕保育、饮水保育、睡眠保育和离园保育。

本书适用于中职幼儿保育专业教学，也可作为托幼机构保育工作人员的工作指导用书和培训参考书。

图书在版编目（CIP）数据

婴幼儿生活保育 / 吴少君，张玉秋，王菲主编. —北京：科学出版社，2022.6

（幼儿保育专业系列教材）

ISBN 978-7-03-070980-6

Ⅰ. ①婴… Ⅱ. ①吴… ②张… ③王… Ⅲ. ①婴幼儿-哺育-中等专业教育-教材 Ⅳ. ① R174

中国版本图书馆CIP数据核字（2021）第259058号

责任编辑：辛 桐 / 责任校对：王万红
责任印制：吕春珉 / 封面设计：东方人华平面设计部

科学出版社 出版

北京东黄城根北街16号
邮政编码：100717
http://www.sciencep.com

三河市中晟雅豪印务有限公司印刷
科学出版社发行 各地新华书店经销

*

2022年6月第 一 版　　开本：787×1092 1/16
2022年6月第一次印刷　　印张：14
　　　　　　　　　　　　字数：328 000

定价：49.00元

（如有印装质量问题，我社负责调换〈中晟雅豪〉）
销售部电话 010-62136230　编辑部电话 010-62135235

版权所有，侵权必究

本书编委会

主　　编	吴少君	北京市求实职业学校
	张玉秋	北京市求实职业学校
	王　菲	北京市丰台区职业教育中心学校
副 主 编	徐荣荣	北京市求实职业学校
	王爱静	北京水米田教育集团
	孙　琎	泡泡洛克成长教育托育中心
编写人员	郭金萍	北京市丰台区职业教育中心学校
	杨　蓓	北京市求实职业学校
	李　杨	北京市求实职业学校
	宋　杨	北京市求实职业学校
	马艳红	北京市求实职业学校
	刘　斌	北京市求实职业学校
	李　然	北京市求实职业学校
	段　超	北京市丰台区职业教育中心学校
	孔　玥	北京市丰台区职业教育中心学校
	刘　靖	北京市丰台区职业教育中心学校
	王　琦	北京市朝阳区劲松第一幼儿园
	谷金双	北京市朝阳区劲松第一幼儿园
	刘雪松	北京市朝阳区劲松第一幼儿园
	杨　丹	北京市朝阳区劲松第一幼儿园
	陈　萍	北京水米田教育集团
	岳　阳	北京水米田教育集团
	朱玉华	北京水米田教育集团
	赵郦红	北京伊顿慧智教育科技有限公司
	马立群	北京伊顿慧智教育科技有限公司
	李　娜	北京伊顿慧智教育科技有限公司
	步　婷	北京伊顿慧智教育科技有限公司

丛 书 序

根据《中共中央 国务院关于全面深化新时代教师队伍建设改革的意见》《中共中央 国务院关于学前教育深化改革规范发展的若干意见》《中华人民共和国教师法》等有关规定，中等职业学校相关专业要重点培养保育员。2019年，在《中等职业学校专业目录》中增设幼儿保育专业。相关文件同时指出，中职学前教育专业转设不影响与高职学前教育专业的贯通培养，该专业转设为幼儿保育或相关专业后，仍可与高职学前教育或相关专业对接。因此，中职学校面临着学前教育专业转设或新设幼儿保育专业的挑战，幼儿保育专业的专业定位、课程设置、教材开发、教学与评估、实习实训、教师队伍建设等一系列专业建设问题亟待研究和解决。

为适应中职幼儿保育专业建设的需求，2019年下半年开始，根据教育部职业教育与成人教育司要求，教育部职业院校教育类专业教学指导委员会组织研制《中等职业学校幼儿保育专业教学标准》（以下简称《标准》）和《中等职业学校幼儿保育专业实训教学条件建设标准》。在这一背景下，编者深入学习和领会教育发展规划、行业标准、职业标准和新产业新业态商业模式等方面的文件精神，对标中等职业学校幼儿保育专业教学标准的要求，结合中职转设或新增幼儿保育专业的现状和学生实际，组建由中职学前教育专业的骨干教师、幼教专家、优秀园长、经验丰富的托幼机构工作人员组成的编写团队。本套教材主要具有以下几个方面的突出特点。

第一，关注职业教育发展的新态势，对标中职幼儿保育专业教学标准。2019年，国务院印发《国家职业教育改革实施方案》，把职业教育摆在教育改革创新和经济社会发展中更加突出的位置。2021年，中共中央办公厅、国务院办公厅印发了《关于推动现代职业教育高质量发展的意见》，提出职业教育是国民教育体系和人力资源开发的重要组成部分，肩负着培养多样化人才、传承技术技能、促进就业创业的重要职责。2022年5月1日起施行的新修订的《中华人民共和国职业教育法》首次以法律形式明确了职业教育的地位，并通过普职融通等制度设计，真正实现职业教育从"层次教育"到"类型教育"的转变。在这样的新态势下，我国职业教育改革创新不断推进，中等职业教育逐渐由纯粹的数目发展壮大向品质发展壮大奋进。《标准》的研制，为中职幼儿保育专业的建设和发展指明了方向。本套教材正是在领会《标准》中的精神内涵、基本理念和相关课程设置下进行构架的，具有较好的适用性和方向引领作用。

第二，体现中职幼儿保育专业的设置特点，满足中职学生的学习要求。本套教材遵循理论知识够用、职业能力适应岗位要求和个人发展要求的职业教育理念，聚焦当

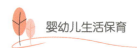

前学前教育机构工作岗位人员专业化发展的现实需要，充分考虑中职学生的知识背景和学习特点，体现理实一体化，以案例分析和实践操作的形式帮助学生了解和掌握学前教育机构中的保育工作。

第三，校企"双元"联合开发，行业特点鲜明。本套教材的编者包括了幼儿保育（学前教育）专业骨干教师和教学机构一线教师，具有多年的教学和实践经验，编写经验丰富，理念新颖。

第四，强化课堂思政教育，践行行业道德规范。本套教材充分发挥教材承载思政教育的功能，将思政教育和职业素养与教学内容相结合，使学生在学习专业知识的同时，通过潜移默化的效果，把握各个思政教育映射点所要传授的内容。

第五，针对学前教育机构保教工作的实际需求，增强学生的适岗能力。本套教材强化实践环节，在编写体例上采用"项目—任务"式结构，针对学前教育机构保教工作的实际需求，在清晰呈现任务的同时，结合基础知识提供实践案例，在任务实施和评估中引导学生对接未来的职业需求，使学生走上工作岗位之后能更快地适应学前教育机构的保育工作。这增加了本套教材的职业指导价值。

第六，适应信息化社会的发展需求，以融媒体的形式呈现多元化的信息。2022年《国务院政府工作报告》指出，促进数字经济发展。加强数字中国建设整体布局。在《中华人民共和国国民经济和社会发展第十四个五年规划和2035年远景目标纲要》中，更是提出了"加快数字化发展，建设数字中国"的数字经济战略。本套教材巧妙地运用了现代信息技术，将学前教育机构中保育工作的实景编入教材，方便教师教学、学生自主学习，学生通过扫描二维码即可获取相关信息，有身临其境之感，有助于学生掌握基本操作技能。

第七，课证融合，内容深入对接"1+X"证书。本套教材知识体系的构建对接了岗位职业能力要求和国家职业标准，通过丰富的课后练习、案例分析、项目实训、项目评价等内容对标课证融合。

本套教材全体编写人员本着加快专业建设，着眼于建设中职幼儿保育专业基础和专业核心教材的迫切需要，充分发扬团结协作、不断奋进的精神，努力克服时间短、任务重等困难，按时完成了编写任务。在此，特别感谢北京市求实职业学校、吉林女子学校、北京经贸高级技术学校、北京青年政治学院等主编院校领导的大力支持和骨干教师的辛勤劳动。本套教材的数字化资源建设得益于北京水米田教育集团的鼎力相助，其旗下的幼儿园为教材的编写提供了现代信息技术支持下的实景资源。囿于水平有限，这套幼儿保育教材难免有不足之处，敬请学界和业界专家不吝批评指正。

刘兰明

前　言

中职幼儿保育专业是2019年教育部专业目录新增教育类专业，逐步撤销中职学前教育专业，转设为幼儿保育专业。中职学前教育专业须向幼儿保育专业或其他专业转型。幼儿保育的专业定位、专业课程设置、专业教材开发、专业教学与评估、专业实习实训、专业教师队伍建设等一系列幼儿保育专业建设问题亟待研究解决。

为满足中职幼儿保育专业建设的需求，2019年下半年开始由教育部职业院校教育类专业教学指导委员会组织研制中职幼儿保育专业教学标准和中职幼儿保育专业实训条件标准。

在专业教学标准和教材研发过程中，对专业教学和工作岗位的调研有以下两大发现：一是全国不少院校已开设或曾开设幼儿保育专业，多数院校的专业定位不够清晰，直接搬用3～6岁学前教育专业课程体系，普遍存在重教轻保的现象，也难以满足幼儿园向3岁以下婴幼儿保育延伸的发展趋势，以及毕业生面向不同的学前教育机构的多元化发展需求；二是全国托幼机构保育工作呈现多样化，如幼儿园两教一保、两教轮保等，保育工作由专职和兼职人员承担，而专职的保育师往往是外聘人员经过短期培训后上岗，仅承担简单的卫生清扫工作，难以达到托幼机构婴幼儿日常生活保育教育要求的专业性。如何培养高素质的专业的保育人才，高质量地做好婴幼儿保育工作，以促进婴幼儿的全面发展，是职业院校相关专业和托幼机构需要思考的问题。

本书是在这一背景下，由教育部职业院校教育类专业教学指导委员会组织与指导，由新增专业幼儿保育专业教学标准研制组长校北京市求实职业学校牵头组织，中职保育专业实训条件标准研制组长校北京市丰台区职业教育中心学校、全国知名幼教集团北京水米田教育集团、省市级示范幼儿园北京市朝阳区劲松第一幼儿园、北京伊顿慧智教育科技有限公司、北京佐佑未来教育科技有限公司等组成的骨干团队共同研究编写。

教材内容从以保育师为主体的保育工作视角出发，围绕幼儿园和托育机构0～6岁婴幼儿一日生活环节保育工作任务展开。本书具有以下特色：①理念新、定位准，符合保育工作专业化发展趋势，体现托幼一体、保教结合的特点；②内容模块化、项目化，按照婴幼儿一日常规生活环节分成七个项目，并按照项目—任务式进行编排；③实践性、实用性强，书中内容来源于一线保育实践工作任务，并设置保育师"支招""小窍门""解读""保育中的教育"等栏目，重在实践中学习；④紧扣标准，融入真实岗位工作实践标准、幼儿保育专业教学标准和实训条件建设标准；⑤形式多样、图文并茂、数字化资源丰富，适用于教师教学、学生自主学习、保育实践工作等不同人群

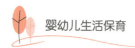

在不同情况下的使用,满足泛在学习的需要。

主编和副主编负责确定教材大纲、体例、样章,教材统稿与审核。郭金萍、杨蓓、李杨参与统稿工作。审核0~3岁婴幼儿生活保育实践内容的企业专家分别是:孙斑、赵郦红、马立群;审核3~6岁幼儿生活保育实践内容的企业专家分别是:王琦、谷金双、王爱静、陈萍。各章节编写人员分别是:项目一,张玉秋;项目二,杨蓓、谷金双、宋杨、马艳红、李然;项目三,徐荣荣、杨丹、刘斌、李然;项目四,陈萍、高瞻、朱玉华;项目五,李杨、孙斑、刘雪松;项目六,孔玥;项目七,段超;项目八,刘靖。此外,北京市朝阳区劲松第一幼儿园21名专业教师参与案例编写;北京伊顿慧智教育科技有限公司李娜、步婷负责项目六至项目八的0~3岁婴幼儿内容的编辑与资料收集。

教材学时设置和分配建议如下:总计144学时;婴幼儿生活保育概述部分8学时,入园和离园保育各18学时,进餐、盥洗、如厕、饮水、睡眠保育部分各20学时。

由于编者水平有限,书中难免存在不足之处,恳请广大读者批评指正。

目 录

项目一　婴幼儿生活保育概述 ... 1
　任务一　了解婴幼儿一日活动安排 ... 1
　任务二　婴幼儿生活保育的基础认知 ... 7

项目二　婴幼儿入园保育 ... 13
　任务一　婴幼儿入园前的准备工作 ... 13
　任务二　婴幼儿晨间活动时的保育 ... 29

项目三　婴幼儿进餐保育 ... 40
　任务一　婴幼儿进餐前保育 ... 40
　任务二　婴幼儿进餐时保育 ... 57
　任务三　婴幼儿进餐后保育 ... 71

项目四　婴幼儿盥洗保育 ... 78
　任务一　婴幼儿盥洗前保育 ... 78
　任务二　婴幼儿盥洗时保育 ... 87
　任务三　婴幼儿盥洗后保育 ... 96

项目五　婴幼儿如厕保育 ... 99
　任务一　婴幼儿如厕前保育 ... 99
　任务二　婴幼儿如厕时保育 ... 104
　任务三　婴幼儿如厕后保育 ... 114

项目六　婴幼儿饮水保育 ... 119
　任务一　婴幼儿饮水前保育 ... 119
　任务二　婴幼儿饮水时保育 ... 131
　任务三　婴幼儿饮水后保育 ... 143

项目七　婴幼儿睡眠保育 ... 151
　任务一　婴幼儿睡眠前保育 ... 151
　任务二　婴幼儿睡眠中保育 ... 159
　任务三　婴幼儿睡眠后保育 ... 168

项目八　婴幼儿离园保育 ... 175
　任务一　婴幼儿离园前保育 ... 175
　任务二　婴幼儿离园时保育 ... 185
　任务三　婴幼儿离园后保育 ... 194

参考文献 ... 211

项目一　婴幼儿生活保育概述

婴幼儿生活保育是指托幼机构在婴幼儿一日活动的组织过程中，围绕婴幼儿入园、离园、盥洗、进餐、饮水、睡眠、如厕七个基本生活活动环节所开展的生活保育工作。婴幼儿生活保育工作直接影响婴幼儿的健康成长。

任务一　了解婴幼儿一日活动安排

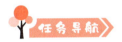

幼儿园的一天

从幼儿的视角拍摄视频，勾画出幼儿在园一天的生活：拍摄从幼儿入园到离园，包括生活、学习、游戏、运动等各个环节的片段。

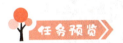

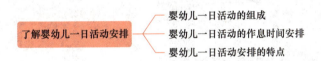

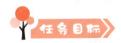

※ 知识目标
1）了解托幼机构一日活动的内涵和组成。
2）了解托幼机构一日活动安排的特点。

※ 能力目标
1）能分析托幼机构一日活动安排的合理性及理由。
2）能根据活动安排设计托幼机构一日活动流程图。

※ 思政和素养目标
1）培养以婴幼儿为中心的保育理念。
2）培养在婴幼儿一日活动中的工作价值感。

任务实施

托幼机构婴幼儿一日活动，是托幼机构根据婴幼儿身心发展特点及园所实际情况组织的从入园到离园的全部活动。婴幼儿一日活动安排得是否科学合理，直接影响婴幼儿的身心发展。

一、婴幼儿一日活动的组成

婴幼儿一日活动是指托幼机构婴幼儿从入园到离园的全部活动。婴幼儿一日活动分为生活活动、游戏活动、学习活动、体育活动四种类型，以游戏为基本活动，寓教育于各项活动之中，各种活动之间还存在衔接转换环节，即过渡环节。

生活活动主要包括婴幼儿入园、进餐、饮水、盥洗、如厕、睡眠和离园环节。生活活动贯穿于幼儿的一日活动中，旨在帮助幼儿发展生活自理、与人交往、自我保护等能力，逐步养成健康的生活和行为习惯，如图1-1-1～图1-1-7所示。

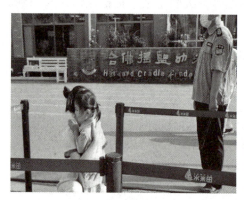

图1-1-1 入园

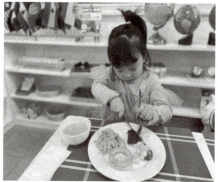

图1-1-2 进餐

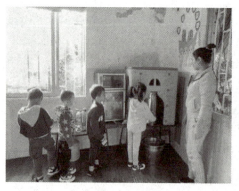

图1-1-3 饮水

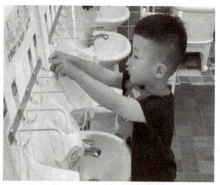

图1-1-4 盥洗

项目一 婴幼儿生活保育概述

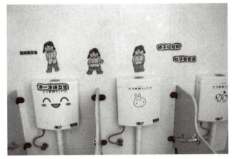

图1-1-5 如厕（场所）

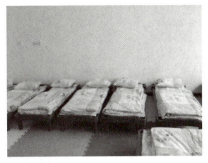

图1-1-6 睡眠（环境）

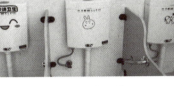

图1-1-7 离园

游戏活动是指婴幼儿在游戏情境中根据自己的兴趣和需要，以快乐和满足为目的，是婴幼儿自由选择、自主展开、自发交流的积极主动的活动过程，如图1-1-8所示。自主游戏活动能够满足婴幼儿的个体需要，促进婴幼儿在自由、自主、自发的活动中发展想象力、创造力、交往合作能力，还能培养好奇探究的品质。

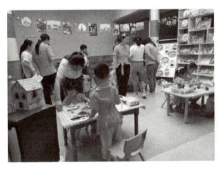 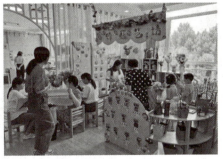

图1-1-8 自主游戏活动

学习活动是指教师采用游戏、谈话、实验、操作、实地参观、欣赏、表演等多种方式，有目的、有计划地引导幼儿通过直接感知、实际操作和亲身体验获取经验，帮助婴幼儿逐步养成积极主动、认真专注、敢于探究和尝试、乐于想象和创造等良好的学习品质，如图1-1-9和图1-1-10所示。

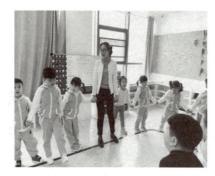
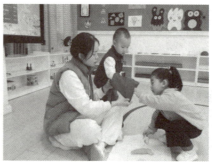

图1-1-9　小组学习活动　　　　图1-1-10　个别化学习活动

体育活动包括体育集体活动、自选活动和操节（幼儿园可自选）三种。体育活动能增强婴幼儿的运动能力和环境适应能力，是婴幼儿形成健康体魄、愉快情绪的重要途径，如图1-1-11和图1-1-12所示。

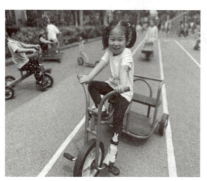
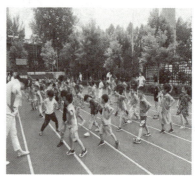

图1-1-11　自选活动　　　　图1-1-12　幼儿园操节

不同活动之间互相过渡转换的环节即过渡环节，如图1-1-13所示。这一环节婴幼儿的活动比较自由，如由室内活动转换到户外活动，有的老师会通过手指谣等小游戏，组织幼儿排队到户外。

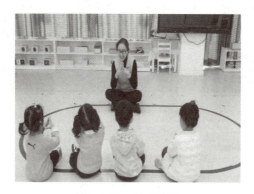

图1-1-13　过渡环节

二、婴幼儿一日活动的作息时间安排

1. 国家政策文件法规的规定

根据《托儿所幼儿园卫生保健工作规范》规定，托幼机构应合理安排婴幼儿一日生活，具体要求如下。

1）托幼机构应当根据各年龄段儿童的生理、心理特点，结合本地区的季节变化和本托幼机构的实际情况，制订合理的生活制度。

2）合理安排儿童作息时间和睡眠、进餐、大小便、活动、游戏等各个生活环节的时间、顺序和次数，注意动静结合、集体活动与自由活动结合、室内活动与室外活动结合，不同形式的活动交替进行。

3）保证儿童每日充足的户外活动时间。全日制儿童每日不少于2 h，寄宿制儿童不少于3 h，寒冷、炎热季节可酌情调整。

4）根据儿童年龄特点和托幼机构服务形式合理安排每日进餐和睡眠时间。制订餐、点数，儿童正餐间隔时间3.5～4 h，进餐时间20～30 min/餐，餐后安静活动或散步时间10～15 min。3～6岁儿童午睡时间根据季节以2～2.5 h/日为宜，3岁以下儿童日间睡眠时间可适当延长。

5）严格执行一日生活制度，卫生保健人员应当每日巡视，观察班级执行情况，发现问题及时予以纠正，以保证儿童在托幼机构内生活的规律性和稳定性。

2. 根据婴幼儿发展规律和各园所实际情况安排

托幼园所可以根据婴幼儿发展规律和各园所实际情况安排婴幼儿一日活动的作息时间。一般情况下，"生活活动＋过渡环节"时长占50%以上，游戏活动、学习活动时长大约各占10%，运动环节时长大约占20%。表1-1-1为某幼儿园小班的作息时间安排。

表1-1-1 某幼儿园小班作息时间安排

时间	活动内容	时间	活动内容
7:30～7:50	入园、晨检、锻炼	11:30～12:00	午餐
7:50～8:00	餐前过渡环节	12:00～12:10	餐后散步
8:00～8:30	早餐	12:10～14:10	午睡
8:30～9:05	区域游戏	14:10～14:40	起床、加餐（水果）
9:05～9:20	过渡环节	14:40～15:00	教学活动
9:20～9:40	加餐环节（牛奶）	15:00～16:00	户外活动（分散）
9:40～10:10	户外活动（集体）	16:00～16:15	餐前益智
10:10～10:30	教学活动	16:15～16:45	晚餐
10:30～11:00	户外活动（分散）	16:45～17:30	离园
11:00～11:30	餐前益智		

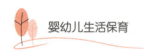

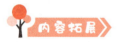

婴幼儿一日活动安排的特点

《托儿所幼儿园卫生保健工作规范》规定："托幼机构应当根据各年龄段儿童的生理、心理特点，结合本地区的季节变化和本托幼机构的实际情况，制订合理的生活制度。"

《3-6岁儿童学习与发展指南》指出："要珍视游戏和生活的独特价值，创设丰富的教育环境，合理安排一日生活，最大限度地支持和满足幼儿通过直接感知、实际操作和亲身体验获得经验的需要，严禁'拔苗助长'式的超前教育和强化训练。"

合理、科学安排的婴幼儿一日活动，主要具备以下几个特点。

（一）符合婴幼儿的年龄发展特点

托幼机构根据婴幼儿的年龄特点安排婴幼儿一日活动。一日活动安排要在时间和顺序上相对固定，这是因为婴幼儿处在迅速发育阶段，神经系统发育还不完善，对周围的刺激需要花较大精力适应，相对固定的活动容易让婴幼儿很快适应。

活动内容、方式、时长等会因为年龄不同而有所不同。例如，集体教育活动环节，小班一般15 min左右，中班20～25 min，大班不超过30 min；睡眠环节，年龄较小的幼儿睡眠时间比年龄较大的幼儿要长一些；进餐环节，年龄小的幼儿进餐时间比年龄大的幼儿要长一些。

（二）活动安排动静交替

《幼儿园工作规程》指出："幼儿一日活动的组织应当动静交替，注重幼儿的直接感知、实际操作和亲身体验，保证幼儿愉快的、有益的自由活动。"

一日活动安排应做到动静结合、组织活动与自由活动结合、个别活动与集体活动结合、室内活动与室外活动结合。例如，组织活动之后，可以安排幼儿进行自由的游戏活动。生活、自主、学习、体育等不同类型的活动可以交替进行，同时生活活动体现在各项活动之中，其他各项活动也可以融合在生活活动之中。如生活活动的进餐组织环节，也包含在进餐环节中的学习活动。

（三）活动安排因季节不同而调整

一日活动安排应考虑到因季节不同而不同。例如，婴幼儿睡眠时间在夏季可适当延长，因为夏季昼长夜短、天气炎热，婴幼儿出汗多、消耗大，适当延长午睡时间以保证其体力及时得以恢复。婴幼儿在夏季和冬季的运动时间安排也要有所不同。

（四）活动安排因实际情况不同而不同

各个托幼机构执行的一日活动作息时间，因实际情况不同也不尽相同。不同园所因考虑到幼儿家庭离园所远近、家长方便接送的时间，离入园时间也会不同。托幼机构提供的膳食安排也有所不同，有的是一餐两点，有的是三餐两点。

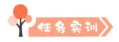

表1-1-2为关于托幼机构婴幼儿一日作息安排的任务实训调研表。

表1-1-2　任务实训调研表

任务实训主题	托幼机构婴幼儿一日作息安排		
任务实训目标	能够分析婴幼儿一日作息安排表的制定原则和理由		
任务描述	实地调研你所在地区的一家幼儿园或托育机构，了解幼儿一日活动流程及一日生活活动的安排，分析其一日活动安排是否合适		
任务评估内容	1．实践调研相关的2~5张图片或1~2个视频资料 2．1份实践调研记录 3．1份实践练习任务单 4．1份婴幼儿一日作息表及分析		
调研机构名称		调研机构地址	
机构联系人及联系方式		调研方式	
调研准备			
调研步骤			
调研结论			
调研反思与改进			

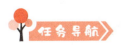

1. 婴幼儿一日活动有哪些类型。
2. 婴幼儿一日生活有什么特点。

任务二　婴幼儿生活保育的基础认知

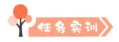

以保育师工作视角拍摄视频：早上来到幼儿园，整理仪容仪表、开窗通风、来园准备，组织进餐、协助教师完成各种活动。

婴幼儿生活保育

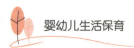

```
                                  ┌─ 婴幼儿一日生活活动的组成及特点
                                  ├─ 婴幼儿生活保育工作的类别
        婴幼儿生活保育的基础认知 ──┤
                                  ├─ 婴幼儿生活保育工作的意义
                                  └─ 婴幼儿生活保育工作的要求
```

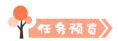

※ 知识目标

1）了解婴幼儿生活活动的组成和类别。
2）了解婴幼儿生活活动保育的工作意义和要求。

※ 能力目标

1）观察具体的婴幼儿活动，说出婴幼儿生活活动的类型和婴幼儿成长的意义。
2）能够简单记录婴幼儿生活活动中的保育工作。

※ 思政和素养目标

1）培养在婴幼儿生活活动保育工作中的责任感和使命感。
2）培养良好的生活习惯，提高自我管理能力。

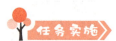

一、婴幼儿一日生活活动的组成及特点

1. 婴幼儿一日生活活动的组成

婴幼儿一日生活活动是相对于学习、游戏、户外活动而言的，是指婴幼儿在托幼机构最基本的常规生活，主要包括入园、进餐、盥洗、如厕、饮水、睡眠、离园七个主要环节。

2. 婴幼儿一日生活活动的特点

（1）基础性
生活活动包括吃喝拉撒睡等，是维持婴幼儿生存的最基本的需求。
（2）独特性
每一个生活活动的内容都具有不可替代的教育功能，如洗手的教育功能不可能代替吃饭的教育功能。

（3）真实性

每一个生活活动都是真实的生活场景，婴幼儿在这些真实的生活场景中的感受和体验都是真实的，都推动着婴幼儿的成长。

（4）重复性

一般婴儿一日托和幼儿在园一天的时间总和在 8 h 以上。生活活动在托幼园所一日活动中占据了 50% 以上，洗手、饮水、如厕等生活活动在一天中是重复多次的。

二、婴幼儿生活保育工作的类别

1. 按生活活动环节的保育工作划分

按生活活动环节的保育工作划分主要有入园保育、进餐保育、盥洗保育、如厕保育、饮水保育、睡眠保育、离园保育七个主要环节的保育工作内容。

2. 按保育工作的性质划分

按保育工作的性质划分主要有清洁消毒、生活管理、配合教育活动、安全防护等保育工作内容。

三、婴幼儿生活保育工作的意义

1. 促进婴幼儿的身心发展

婴幼儿正处于身体快速生长的阶段，需要合理的营养、充足的睡眠、一定时间的户外活动。同时，婴幼儿神经系统发育不成熟，神经细胞功能较弱，耐受性低，易疲劳，兴奋占优势，不易集中，很难控制自己。科学合理地安排好婴幼儿的一日活动，可以使其大脑皮质的兴奋和抑制有规律地交替，进而促进其身心健康，这是保证婴幼儿心理生理健康发展的基本条件。

2. 促进良好的生活习惯的养成和自理能力的提高

《幼儿园工作规程》指出："幼儿园日常生活组织，应当从实际出发，建立必要、合理的常规，坚持一贯性和灵活性相结合，培养幼儿的良好习惯和初步的生活自理能力。"

合理的一日生活日程安排可以使婴幼儿在进餐时感到饥饿，在睡眠前感到困倦，能顺利地从一种活动形式转到另外一种新活动形式，并形成一系列良好的条件反射，有助于培养婴幼儿有规律的生活习惯。

婴幼儿生活活动的保育指导，不仅仅是在照顾婴幼儿，同时，保育师适宜的引导支持，能使婴幼儿逐渐掌握自我服务技能，进而提高自理能力。

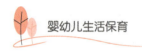

婴幼儿生活保育

3. 保障保教工作的质量

设置合理的一日生活日程安排，保教人员就能知道先做什么，后做什么，形成良好的一日保育工作常规，为顺利地做好保育和协助教师开展教育工作打下坚实的基础。

四、婴幼儿生活保育工作的要求

婴幼儿一日活动中的生活活动包括进餐、饮水、睡眠、盥洗、如厕等，所用的时间约占婴幼儿在托幼机构时间的一半以上。婴幼儿生活活动中，要科学、合理地做好保育工作，需要把握以下几点要求。

1. 以婴幼儿为本，尊重婴幼儿身心发展规律

"幼儿园应为幼儿提供健康、丰富的生活和活动环境，满足他们多方面发展的需要，使他们在快乐的童年生活中获得有益于身心发展的经验。"《幼儿园教育指导纲要》规定："幼儿园教育应尊重幼儿的人格和权利，尊重幼儿身心发展的规律和学习特点，以游戏为基本活动，保教并重，关注个别差异，促进每个幼儿富有个性的发展。"

2. 一贯性、一致性和灵活性相结合

幼儿园日常生活组织，要从实际出发，建立必要的合理的常规，坚持一贯性、一致性和灵活性的原则，培养幼儿的习惯和初步的生活自理能力。婴幼儿生理、心理及社会适应等身心各方面仍在发育，对陌生的、新颖的环境适应得较慢。因此，婴幼儿的一日生活常规要保持一定的惯性、一致性，让婴幼儿在日复一日的重复中形成良好的生活习惯。同时，随着婴幼儿生活自理能力的提高，婴幼儿的生活常规又需要一定的变化，在变化中让婴幼儿学习新的技能，进一步提高生活自理能力。

3. 保教结合贯穿在生活活动的各个环节

"生活即教育"，日常生活活动是教育的良好时机，应注重保教结合，做到保中有教，教中有保。如幼儿园进餐环节，幼儿进餐速度有快有慢，对进餐快先吃完的幼儿可引导到各区域自主游戏，或协助做一些工作；对进餐慢的幼儿，根据幼儿具体情况进行指导。

4. 保教人员既有明确分工又有密切配合

保教人员既有明确的分工和职责，同时保中有教、教中有保，保教人员应互相配合默契，才能有序、有效地开展工作，促进婴幼儿身心健康发展。

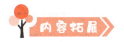

《中华人民共和国学前教育法草案（征求意见稿）公开征求意见的公告》（节选）

第四章　保育与教育

第二十八条（保教原则）幼儿园应当坚持保育与教育相结合的原则，面向全体儿童，尊重个体差异，注重习惯养成，以游戏为基本活动，创设良好的生活和活动环境，使学前儿童获得有益于身心发展的经验。

第二十九条（卫生保健）幼儿园应当把保护儿童生命安全和身心健康放在首位，建立科学合理的一日生活制度，做好儿童营养膳食、体格锻炼、健康检查和幼儿园卫生消毒、传染病预防与控制、常见病预防与管理、食品安全等卫生保健管理工作，加强安全与健康教育，促进儿童身体正常发育和心理健康。

幼儿园对体弱和残疾学前儿童应当予以特殊照顾。

第三十条（安全保障）幼儿园对学前儿童在园期间的人身安全负有保护责任，应当落实安全责任制相关规定，建立健全安全管理制度和安全责任制度，完善安全措施和应急反应机制。发生突发事件或者紧急情况，应当优先保护学前儿童人身安全，立即采取紧急救助和避险措施，并及时向有关部门报告。

禁止在幼儿园内设置危险建筑物和设施设备，禁止在幼儿园周边区域设置有危险、有污染、影响采光的建筑和设施。

幼儿园应当购买责任保险。有条件的地方可以引导、支持为学前儿童购买在园期间人身意外保险，分担安全风险。

第三十一条（保教内容）幼儿园应当按照国家有关规定，根据学前儿童年龄特点和身心发展规律，科学实施保育与教育活动。

国务院教育行政部门制定幼儿园教育指导纲要和学前儿童学习与发展指南，地方各级人民政府教育行政部门依据职责组织实施，加强学前教育教研和业务指导。

第三十二条（保教方式）幼儿园应当以儿童的生活为基础，最大限度地支持和满足儿童通过亲近自然、实际操作、亲身体验等方式获取经验的需要，促进儿童在健康、语言、社会、科学、艺术各方面协调发展。

幼儿园应当使用国家通用语言文字进行保育教育活动。

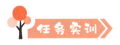

表1-2-1为关于托幼机构保育工作观察与记录的任务实训调研表。

表 1-2-1　任务实训调研表

任务实训主题	托幼机构保育工作观察与记录		
任务实训目标	通过观察能够了解托幼机构保育工作内容		
任务描述	请观察周边一家幼儿园或托育机构的一个班级，记录保育工作内容及流程，并选取一个生活环节，重点观察保教人员配合完成生活环节的保教工作		
任务评估内容	1. 与实践调研相关的2~5张图片或1~2个视频资料 2. 1份实践调研记录 3. 1份实践练习任务单 4. 1份婴幼儿一日作息表及分析		
机构名称		机构地址	
机构联系人及联系方式		观察方式	
观察准备			
一日生活保育工作内容记录			
一日生活保育工作流程			
保教人员配合完成某一生活环节的观察记录	生活环节名称： 观察记录：	记录时间：	
观察反思			

任务总结与反思

1. 婴幼儿一日生活活动有哪些。
2. 婴幼儿生活保育工作类别有哪些。
3. 婴幼儿生活保育工作要求有哪些。

项目二 婴幼儿入园保育

入园环节作为婴幼儿一日生活的开始,是托幼机构与家庭良好衔接的第一步,更是培养婴幼儿独立生活的起点。因此,如何为婴幼儿创设一个安全温馨的托幼环境,如何帮助婴幼儿养成文明礼貌的习惯,如何引导婴幼儿独立有序地完成晨间入园的所有事情,是保教工作者的基本职责。

微课 婴幼儿入园前保育

任务一 婴幼儿入园前的准备工作

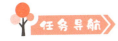

安安老师是幼儿园小班的保育师,幼儿的入园时间是7:30~8:00。7:30~7:55,安安老师会开窗通风,然后进行晨间消毒工作、晨间小扫除,之后排查安全隐患,准备盥洗用品,准备毛巾、水杯及饮用水,准备晨检物品,如图2-1-1~图2-1-6所示。

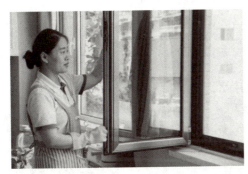

图 2-1-1 开窗通风

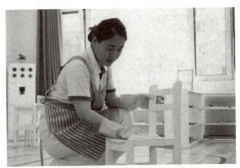

图 2-1-2 晨间消毒

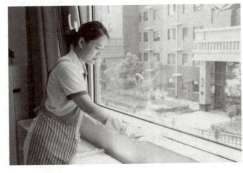

图 2-1-3 晨间小扫除

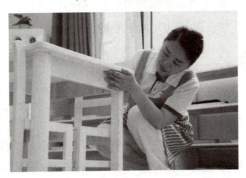

图 2-1-4 排查安全隐患

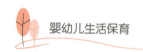

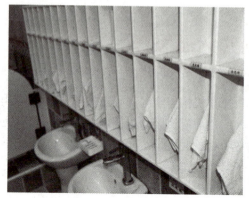
图 2-1-5　准备盥洗用品

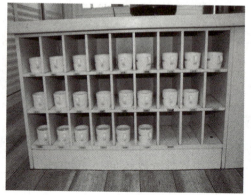
图 2-1-6　准备水杯

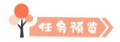

```
婴幼儿入园前保育 ── 环境准备
                  物品准备
```

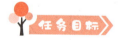

※ 知识目标

1）知道托幼机构环境准备和物品准备的标准。
2）掌握环境准备、物品准备的流程和技巧。
3）掌握引导婴幼儿积极入园的技巧。

※ 能力目标

能够独立完成婴幼儿入园前的各项准备工作。

※ 思政和素养目标

树立以婴幼儿为中心的育人理念。

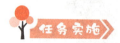

一、环境准备

入园环境准备，又称晨间小扫除，是保育师在园的第一个工作环节。在婴幼儿入园前 15 min，保育师就要开始做入园前的环境准备了。安全、卫生、温馨的环境能够促进婴幼儿的身心健康发展，是婴幼儿积极来园的基本保障。

项目二 婴幼儿入园保育

1. 上岗前准备

工作开始前,保育师应做好自身的卫生清洁工作,换上干净的工作服,换上平底柔软的鞋,整理好仪容仪表,用肥皂或洗手液在流动水下按正确的洗手方法洗净双手。保育师可采用七步洗手法洗净双手,如图2-1-7所示,用已经清洁消毒晾晒的教师专用毛巾擦干双手,并将毛巾挂在指定挂钩上,确保不带病菌入园。建议托育机构尽量使用一次性擦手纸,毛巾容易滋生细菌,不利于婴幼儿健康。

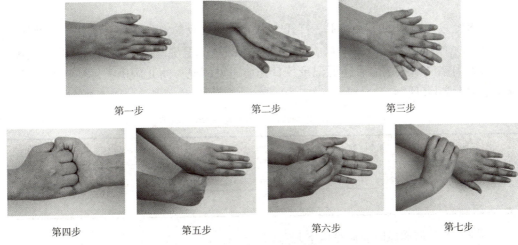

图2-1-7 七步洗手法

保育师支招

保育师岗前个人准备

(1)保持身心愉悦

上岗前,请给自己一个大大的微笑,愉快地开启新一天的工作。当然,要想做到精神百倍地工作,必须保证每天晚上有充足的睡眠,还要吃好早饭。特别需要注意的是,如果出现身体上的不适,如发热、腹泻、腹痛、血压偏高或偏低等症状,应及时向保教管理者和保健人员说明。如果是前一天晚上出现发烧、腹泻等症状,一定要及时就医并在家休息。

(2)规范仪容仪表

保育师除了要照顾婴幼儿的饮食起居,还要陪伴孩子们一起游戏和运动,所以美观得体、适合活动、让婴幼儿感到亲切喜爱的工作服是必不可少的,这也是对婴

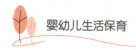

幼儿进行审美教育的重要部分。低胸紧身的服装和超短裙高跟鞋是不适宜穿的。保育师可以化自然的淡妆，不化浓妆及使用味道浓烈的香水。如果戒指、耳环、项链、发卡等镶有玻璃或钻石等尖锐物，也不适宜在工作时佩戴。保育师在岗期间不应随身携带手机，应把手机调成振动，放入教师储物柜中或其他指定位置，把工作单位号码留给家人亲友，如有紧急事情可拨打幼儿园电话联系。

2. 开窗通风

室内经过一整夜的门窗紧闭，打开窗户可以有效改善室内空气。因此，在婴幼儿入园前，保育师必须先开窗通风。活动室、睡眠室、盥洗室、卫生间都要开窗通风，以保持室内空气清新，之后还要记录每日开窗通风情况，幼儿园班级每日开窗通风情况记录如表2-1-1所示。

表2-1-1　幼儿园班级每日开窗通风情况记录

日期	开窗时间	关窗时间	操作人	备注

不同季节开窗通风时应注意以下几点。

（1）温暖时节

温度适宜、空气质量较好的条件下，可以全天持续开窗通风。如果遇到阴雨天气或温度较低时，可分时段开窗通风，每天至少开窗通风两次，每次至少20 min。

（2）寒冷时节

每天至少开窗通风两次，每次至少20 min。在房间较大、室外无风或比较温暖的情况下，可延长开窗通风时间至30 min以上；房间较小或房屋南北通透的情况下，开窗时间可稍微短一些，但不能少于15 min。

天气寒冷时开窗会使室温迅速下降，为预防婴幼儿因温度剧降患病，应利用婴幼儿户外活动时间开窗；如果通风时婴幼儿仍在室内活动，应该提前给婴幼儿增添衣物。

（3）特殊天气

遇到暴雨、风沙、雾霾等恶劣天气，教师可以依据实际情况选择最佳的开窗通风时间。临街的窗户应在过往车辆较少时打开，有条件的园所可以开启空气净化设备。

开窗通风的同时，应保持适宜的室内温度和湿度。温度湿度计应悬挂在活动室正中央的位置，以保证测量结果的准确性，如图2-1-8所示。

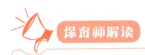

为什么要经常开窗通风

经常开窗通风可以利用阳光中的紫外线有效地杀死病菌，保证室内空气清新，净化空气。勤通风可以保持被褥干燥，避免螨虫和霉菌滋生，减少过敏性呼吸道疾病的发生。在气候适宜的季节，建议每天上午和下午各通风一次，每次30 min。

新鲜的空气不仅对婴幼儿的身体健康很重要，对婴幼儿的学习表现也有很大的影响。在二氧化碳浓度较高的环境中学习和生活，婴幼儿的情绪可能比较急躁，注意力容易涣散，长期生活在这样的空气中，对教师和婴幼儿的身心健康都是不利的。

（北京市朝阳区劲松第一幼儿园　王芳）

寒冷或炎热时节可以通过暖气、空调等设备调节室内温度。冬季室温应保持在18～22℃之间，夏季室温应保持在26～28℃之间。教师在科学地使用空调、暖气等设备保证室温的同时，还要保证室内适宜的湿度。一般来说，室内湿度保持在45%～55%是比较适宜的。

正常天气情况下，室内最好通过自然光让婴幼儿感受温度和季节变化，这样既能帮助婴幼儿感受季节变化，又能使他们感受到每天不同时刻自然光在室内的变化，增加他们对色彩和光线的感受与体验，如图2-1-9所示。

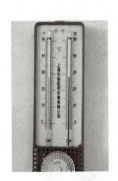

图2-1-8　室内温度湿度计

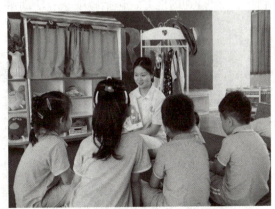

图2-1-9　有阳光时的活动室

过强或过暗的光线对婴幼儿的视力和情绪都会有不良的影响。如遇阴雨天等室内光线较暗的情况，保育师要及时开灯；日光照射强烈时，保育师要摇下百叶窗或拉上遮阳帘。如果窗框边悬挂的自制挂饰影响自然光的射入，使室内显得暗淡，应及时拆除，首先要保证室内光线的充足。

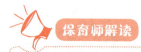

为什么要保持适宜的温度湿度

适宜的温度湿度可以有效防止婴幼儿得感冒。如果空气湿度过低，容易诱发婴幼儿鼻出血，或造成呼吸道黏膜干燥，纤毛运动能力下降，对病毒细菌的抵御能力减弱，易患呼吸道感染；如果空气湿度过高，会造成细菌滋生。如果温度过低，婴幼儿着装厚重则不易于活动，着装不足则易患感冒；如果温度过高，婴幼儿全身毛孔开放，遇冷空气后毛孔不能迅速收缩，也容易着凉。

（北京市朝阳区劲松第一幼儿园　佟鑫　廖含玉）

3. 晨间消毒

幼儿园是幼儿集体生活的场所，是易感人群集中的地方，保护幼儿健康成长是其首要任务。消毒工作直接影响幼儿身体健康，做好幼儿园各环节的预防性消毒工作，对传染病的预防和控制极为重要。

（1）晨间消毒工作的内容

早上打开门窗后，保育师要对室内做湿性清扫，用浸泡过消毒液的湿抹布有顺序地擦拭所有幼儿摸得到的地方，包括睡眠室、活动室、盥洗室和公共区域，如图2-1-10所示。

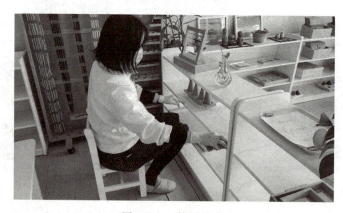

图2-1-10　擦拭消毒

睡眠室消毒：消毒擦拭睡眠室窗棂、窗台、床边、床角、床棱等，保证擦拭到位，无尘垢，无积土，地面干净无尘土。

盥洗室消毒：消毒擦拭盥洗室的门窗、柜子、洗手池、镜子、毛巾格、水杯格、便池、拖布池及地面等，保证室内无异味，无死角，地面干净无积水。

活动室消毒：全面消毒擦拭活动室内设备、窗台、桌椅、玩具柜等，做到地面整洁、玻璃明亮、光线充足，无尘土。

公共区域消毒：消毒擦拭公共区域内窗台、楼道物品等，保证干净无尘土。

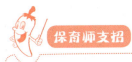

合理安排晨间擦拭顺序

为了更快地做好入园准备，提高小扫除的工作效率，清洁消毒擦拭以"先上后下，先里后外；先清洁、整理，后擦拭消毒"为原则，避免重复工作。可以把睡眠室和活动室的工作集中起来先做，因为做其他工作时要来回进出盥洗室，所以盥洗室的卫生工作要最后做。

由此可见，晨间擦拭环节适宜的工作顺序是：公共区域—衣帽间—活动室—睡眠室—盥洗室。

小扫除环节时间短、内容多，需要保育师充分利用好时间。小扫除中消毒液擦拭和清水擦拭之间会有 10 min 的等待时间，等待的 10 min 消毒时间可以做什么？在这期间保育师可以进行幼儿餐桌的清消、拿碗筷等幼儿餐前的准备工作，待消毒时间到再进行最后一步的清水擦拭工作。这样既可以有效利用等待的时间，又可以提高工作效率，减少时间的浪费。

（北京市朝阳区劲松第一幼儿园　王芳）

（2）晨间消毒工作的准备

准备容器：备好专用消毒水盆、清洁水盆，盆上标有"清"和"消"的字样，准备 1000 mL 量杯，如图 2-1-11 所示。

准备抹布：擦拭同一区域至少要准备三块抹布，即清洁抹布 2 块、消毒抹布 1 块，可以使用不同颜色的抹布以示区分，也可以在放置抹布的区域做好标识，如图 2-1-12 所示，建议消毒抹布为白色，以免消毒液使其变色。

准备消毒液：准备消毒液时保育师须戴橡胶手套，使用消毒剂、量杯完成消毒液配置工作，如图 2-1-13 所示。

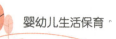

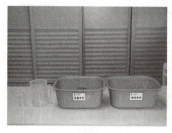
图2-1-11 消毒水盆等容器

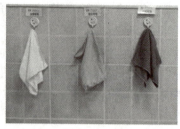
图2-1-12 用放置抹布的区域标识区分抹布

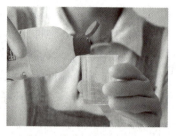
图2-1-13 消毒液配置

消毒液的配置方法有如下三种。

一是以所含实际有效成分浓度为基数的配置：

（欲配置浓度×欲配置数量）÷原药浓度＝所需要原药量

欲配置数量－所需原药量＝加水量

二是以药物商品剂型为百分之百的基数配置：

欲配置浓度×欲配置数量＝所需药物量

欲配置数量－所需药物量＝加水量

三是固体消毒药品配置成液体的方法：将所需药品称量好后，放入有刻度的容器内，加水至所需配置数量即可，表2-1-2为消毒液配比表。

表2-1-2 消毒液配比表

消毒剂种类	消毒液有效氯含量	稀释浓度	消毒剂剂量	水量	消毒方法
84消毒液配比	250 mg/L	1∶200	5 mL	1000 mL	浸泡、擦拭
含氯泡腾片配比	250 mg/L	1∶200	1片（0.75 g）	1000 mL	浸泡、擦拭

保育师解读

晨间消毒常用的消毒剂种类

含氯消毒剂：常用的多为漂白粉、84消毒液、优氯净等，适用于环境、物体表面、餐饮具、玩教具等的消毒。

季铵盐类消毒剂：一种阳离子型表面活性剂，不能与肥皂、洗衣粉合用。常用的有洁尔灭、新洁尔灭、百毒杀、新洁灵等，多用于环境与物体表面的消毒。

过氧乙酸消毒剂：可杀灭各种病原微生物，刺激性较强，适用于环境、物体表面、餐具、体温表等的消毒。

（3）晨间消毒工作的流程

晨间消毒工作的流程可概括为三步，即清—消—清。

第一步：用清水抹布1擦拭物件表面，去除夜间落在物件表面的灰尘。

第二步：使用已浸入消毒液的抹布，拧干后擦拭，消毒液在物件表面的停留时间为5～10 min。

第三步：使用清洁抹布2清洁残留在物件表面的消毒液，确保幼儿接触到的每一个地方都没有残留的消毒液。

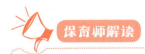
保育师解读

消毒液的使用注意事项

1）消毒工作全程严格佩戴橡胶手套。消毒液具有一定的腐蚀性，佩戴橡胶手套是对保育师的保护；如未戴手套的双手接触消毒液，消毒液因被污染，必须重新配置。

2）配制消毒液时，最好使用有刻度的容器量取药液及加水的量。

3）配制的消毒液要即用即配，以防失效。

4）为避免加快有效氯的挥发而降低消毒效果，不能使用热水配制消毒液。

5）用固体消毒药品配制消毒液时要充分溶解。

6）禁止将消毒液和洗涤液放在同一水池中，以免酸碱中和反应导致消毒剂失效。

7）使用消毒剂前，要仔细阅读使用说明，并严格按说明的要求配置和使用。

（4）晨间消毒工作后

完成晨间消毒工作后，保育师应及时倾倒消毒液，清洗容器及抹布，并放到有明显标识的固定位置晾晒，最后填写每日消毒记录，如表2-1-3所示。

表2-1-3　每日消毒记录

消毒物品	消毒方法	消毒时间					教师签字
		星期一	星期二	星期三	星期四	星期五	
桌椅	84液擦拭						
活动柜	84液擦拭						
水龙头、水池	84液擦拭						
门、门把手	84液擦拭						
厕所、室内地面	84液擦拭						

续表

消毒物品	消毒方法	消毒时间					教师签字
		星期一	星期二	星期三	星期四	星期五	
杯子	消毒柜						
毛巾	沸水蒸煮、日光晾晒						
塑料玩具	84液浸泡						
木制玩具	84液擦拭						
拖把	84液浸泡						
床框	84液擦拭						
被褥	日光暴晒						
活动室墙面	84液擦拭						
寝室墙面	84液擦拭						

4. 清洁室内地面

托幼园所在每日婴幼儿离园后，会对室内各区域进行全面系统的清洁消毒。此后，保育师关闭门窗，下班离园，无特殊情况，夜间无人进入室内活动。因此，每天婴幼儿入园前的晨间室内清洁工作，是打扫夜间落在地面的灰尘。

各区域拖布应区分使用，如清洁拖布与消毒拖布区分使用。拖布应悬挂在婴幼儿不易触及的区域，并有明显标识以示区分。

拖地有以下几个技巧：①拖地前，要将拖布用清水浸透、拧干；②拖地时要压住拖布，从左向右，再从右至左，横向S形拖地；③到两端时不要抬起拖布，可将拖布用力一转，将灰尘带走；④从房间的里面向门口倒退着拖地，以防把拖过的地面踩脏；⑤角落部分需要反复擦拭，不要留死角。

清洁室内地面后要注意：①确认各区域地面无湿滑情况；②确认拖地过程中被移动过的桌椅或玩教具均已归位。

5. 排查安全隐患

婴幼儿入园前，保育师要全面排除安全隐患，需要重点做好以下几方面的安全检查工作。

1）检查家具摆放是否平稳，避免砸伤婴幼儿。窗前不要摆放床、桌、椅等能帮助婴幼儿爬上窗台的家具或物品。

2）检查木质桌椅有无钉子凸起现象，避免刮伤婴幼儿。托幼园所要根据婴幼儿的身高调节桌椅高度。

3）检查玩具的安全性，特别要关注玩具上的小部件是否牢固，避免脱落后被婴幼儿误食。

4）检查电器插销是否漏电，外接电源线板是否外露。插座和接线板的高度不能低于1.6 m，且放置在婴幼儿触摸不到的地方，避免婴幼儿触电。

5）检查活动室、睡眠室、盥洗室及卫生间地面有无积水，是否湿滑，避免婴幼儿滑倒跌伤。

6）检查洗涤灵、洗衣粉、消毒水、洁厕灵、去污粉等清洁消毒物品是否已经锁在柜子里或放在婴幼儿接触不到的地方，避免婴幼儿误食。

7）检查刀具是否已经锁在柜子里或放在婴幼儿接触不到的地方，避免伤到婴幼儿。

8）检查班级中的开水瓶和教师茶杯是否已经锁在柜子里或放在婴幼儿接触不到的地方，避免烫伤婴幼儿。

9）检查区域角的动植物有无腐败死亡，如有发现要及时清理，避免污染环境。

10）检查节假日投放的灭鼠灭蟑药品是否及时清除。

6. 注意事项

1）配置好的消毒水要在8 h内用完，消毒水浸泡过的毛巾擦拭尘土后应清洗干净，再进行下一次消毒，注意不能将脏毛巾直接放入消毒水中清洗。

2）带有消毒水的盆、桶等，倒掉消毒水后必须用清水冲洗干净，以免对婴幼儿皮肤造成伤害。

3）活动室、睡眠室、盥洗室的拖布要专用，并贴上标志，悬挂通风，保证随时有一把干燥拖布。

> **小任务练一练**
>
> 1）请你尝试完成消毒液的配置，并在实训室完成晨间消毒工作。
>
> 2）图2-1-14是某幼儿园大班的班级整体布局图，请你根据班级布局图设计晨间小扫除的清洁顺序。
>
>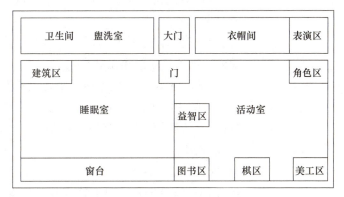
>
> 图2-1-14 班级整体布局图

4）保育师在晨间擦拭工作中，应关注刚入园的婴幼儿，与婴幼儿进行礼貌问好并提示婴幼儿主动洗手。

5）班级中婴幼儿能够触摸到的地方，不放与婴幼儿无关的物品。

微课 婴幼儿入园前物品准备

二、物品准备

婴幼儿入园前，保育师应提前准备婴幼儿在园所需的物品，最主要的是盥洗环节中幼儿所需的物品。盥洗环节是婴幼儿一日生活中必不可少的环节，也是穿插在每个环节间的过渡环节。良好的盥洗习惯是保障婴幼儿身心健康的第一道防线，适当的物品准备是保证婴幼儿顺利盥洗的基础。因此，保育师应了解本班婴幼儿的实际需求，结合卫生保健要求及婴幼儿的特点进行物品准备。

1. 准备婴幼儿盥洗用品

幼儿园盥洗活动包括小便、洗手、喝水、漱口、擦嘴等。婴幼儿盥洗前，保育师应准备好相应的物品，如图2-1-15所示，便于婴幼儿使用，从而完成盥洗活动。

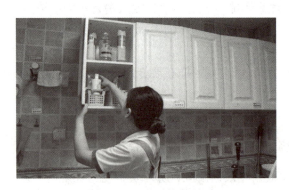

图2-1-15　盥洗室物品

1）准备婴幼儿擦手毛巾，整齐地摆放到指定位置，保持毛巾干燥、洁净，避免婴幼儿使用潮湿毛巾，潮湿毛巾容易滋生细菌。

2）检查洗手液余量，用完后及时补充。洗手液开封后最好两个月内用完，否则容易滋生细菌；洗手液不要兑水，稀释浓度后达不到灭菌效果。

3）在春、秋、冬季需要准备婴幼儿护手霜，防止出现手皲现象；夏季须准备防晒霜、驱蚊液，避免户外活动时晒伤、被蚊虫叮咬。

4）保持盥洗室地面干爽无水渍，预防婴幼儿进入盥洗室时滑倒。

5）准备好厕纸，婴幼儿根据需求取用。

6）随时检查水龙头有无长流水现象，节约用水。

有时候，针对不同的季节，保育师在物品准备上更能体现其教育观。比如在冬天，婴幼儿的手容易干裂，可为其准备擦手油；又因外面比较寒冷、教室里比较湿热，婴幼儿很容易流"清鼻涕",这时候保育师在准备物品时,可多准备一些纸巾。

2. 准备婴幼儿水杯和饮用水

水在人体中有着不可替代的作用。婴幼儿在园所能否主动喝水,喝水量是否适宜,都会影响婴幼儿身体的正常发育和健康成长。

1)根据本班婴幼儿的出勤人数,准备相应数量的水杯。

2)提前将婴幼儿水杯放置在固定位置,检查水杯、托盘等有无破损,如有破损应及时更换,避免缺口划伤婴幼儿。

3)晨间消毒时,要清理好饮水机表面及出水口。

4)婴幼儿入园前能根据婴幼儿饮水情况及时备足饮用水,水温适宜,保证婴幼儿按需按量地饮水。为确保婴幼儿饮用水的安全以及温度的适宜,在准备的时候,保育师要把饮水机的水接出一小杯,采用一观、二摸、三尝的方法,观看水中有无杂质,触摸杯子外部确认好水温,保证婴幼儿饮用时温度适宜,品尝饮用水有无异味,确保婴幼儿饮用水安全。

5)婴幼儿饮水后,及时擦净地面水迹。图2-1-16为饮水机及水杯摆放示例图。

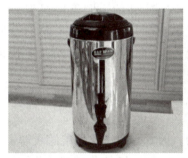
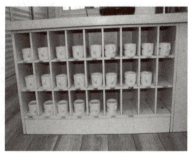

图2-1-16　饮水机及水杯摆放

保育师解读

为什么婴幼儿毛巾和水杯要贴好名字标签,一人一巾一杯,不能混用

幼儿园是集体环境,幼儿较多,互用私人用品容易交叉感染细菌或病毒。婴幼儿的免疫系统以及肠道系统都是比较脆弱的,他们的免疫力比较低,不能较好地抵御外来病菌,所以他们的私人物品不能和其他人的混用。否则,病菌就会乘虚而入,使婴幼儿的健康受到侵袭。所以,婴幼儿毛巾和水杯要贴好名字,不能混用。

(北京市朝阳区劲松第一幼儿园　谢静)

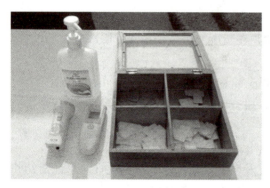

图2-1-17 晨检物品

3. 准备晨检物品

准备额温枪：婴幼儿进入班级前，在楼道的间隔一米线位置站好，保育师手持额温枪为婴幼儿测量体温，发现婴幼儿体温异常者，及时上报。

准备手部免洗洗手液：为婴幼儿测量好体温后，使用手部免洗洗手液再次为婴幼儿进行手部消毒，然后有序进班整理自己的物品。

手电：检查婴幼儿口腔及咽喉。

图2-1-17为晨检物品示例图。

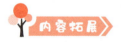

在婴幼儿来园前的工作中，为婴幼儿营造良好的入园氛围是保育师的重要任务，除了对环境清洁消毒和准备物品外，保育师还可以准备一些适合婴幼儿入园时播放的音乐，为婴幼儿营造愉悦温馨的入园环境，帮助婴幼儿更快地融入园所生活。

（一）适合婴幼儿入园时播放的音乐

快乐的园所生活是从婴幼儿入园开始的。因此，我们要以能够缓解婴幼儿早起入园时的紧张感、缓解婴幼儿与家长的分离焦虑、帮助婴幼儿对即将开始的新的一天的园所生活充满向往的原则来选择音乐。

我们可以选用奥尔夫音乐中旋律比较欢快的、婴幼儿耳熟能详的音乐为孩子入园的音乐。这不仅可以缓解婴幼儿入园时的紧张，也能够促使其尽快融入幼儿园愉快的氛围中。我们也可以选择一些动感较强、节奏感鲜明的律动音乐，为婴幼儿营造充分活动的氛围，为早操等晨间活动的开展做铺垫，以调动婴幼儿参与运动的积极性。

（二）适合婴幼儿入园时播放的音乐举例

婴幼儿入园时播放的音乐旋律要舒缓，同时注意播放的音量，作为背景音乐要声音适中。表2-1-4为适合晨间播放的音乐举例。

表 2-1-4　适合晨间播放的音乐

经典纯音乐		带歌词的儿童歌曲
《少女的祈祷》	《小星星变奏曲》	《爱的魔法》
《水边的阿狄丽娜》	《茉莉花》	《虫儿飞》
《迷雾森林》	《菊次郎的夏天》	《小星星》
《D大调小步舞曲》	《爱的纪念》	《数星星》
《瞬间的永恒》	《快乐的农夫》	《妈妈宝贝》
《春之歌》	《幽默曲》	《宝贝宝贝》

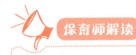
保育师解读

为什么要有晨间音乐

《幼儿园教育指导纲要（试行）》指出："环境是重要的教育资源，应通过环境的创设和利用，有效地促进幼儿发展。"除了卫生环境的创设，精神环境也很重要，包括营造安全、宽松、和谐的氛围。

保育师除了注重婴幼儿的一日生活，还要本着保教结合的原则，在晨间环境准备这一环节利用音乐为婴幼儿营造一个轻松、愉悦、亲切、温柔的氛围。

可以想象一下，清晨婴幼儿伴随着优美的音乐进入班级，开始一天的生活。这样既可以陶冶婴幼儿的情操，又能分散个别早上有情绪的孩子的注意力，让他们情绪稳定下来。让婴幼儿置身于优美的音乐中，不但有助于其审美能力的提升，还有助于其艺术创造性的发挥。因此，晨间音乐有助于孩子在良好的卫生环境和精神环境中快乐地成长。

（北京市朝阳区劲松第一幼儿园　赵芳丹）

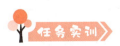
任务实训

请你在实训/实习中参与入园前的保育工作，并和指导教师一起填写表2-1-5。

表 2-1-5　入园前保育工作评估表

内容		标准	是	否	评价及建议
环境准备	工作前准备	规范的仪容仪表			
		按照正确的洗手方法清洁双手			
		使用教师专用毛巾擦干双手，并将毛巾挂在指定挂钩上			
	开窗通风	根据季节、天气情况正确开窗通风			
		科学使用空调、暖气等设备，保证室内温湿度			
		活动室、睡眠室、盥洗室、卫生间都要开窗通风			
	晨间消毒工作	备好专用消毒水盆、清洁水盆，盆上标有"清"和"消"的字样			
		用不同颜色来区分抹布			
		消毒液配比正确			
		晨间消毒工作符合"清—消—清"流程，消毒液停留10 min			
		有顺序地擦拭所有幼儿摸得到的关键部位			
		清洁完毕及时倾倒消毒液			
		洗涤剂、清洁容器及抹布放回有明显标识的固定位置			
		消毒完毕，及时填写消毒情况记录表			
	清洁室内地面	各区域拖布区分使用，清洁拖布与消毒拖布应区分使用			
		拖地前，要将拖布用清水浸透、拧干			
		拖地时要压住拖布，从左向右再从右至左，横向S形拖地			
		从房间的里面向门口倒退着拖地，以防把拖过的地面踩脏			
		拖布悬挂在婴幼儿不易触及的区域，并有明显标识以示区分			
		清洁室内地面后确认各区域地面无湿滑情况			
		拖地过程中被移动过的桌椅或玩教具，均已归位			
	排查安全隐患	家具摆放平稳，窗前不要摆放床、桌、椅等能帮助幼儿爬上窗台的家具或物品			
		检查木质桌椅有无钉子凸起现象			
		检查玩具的安全性，关注玩具上的小部件是否牢固			
		检查电器插销是否漏电、外接电源线板是否外露			
		检查活动室、睡眠室、盥洗室及卫生间地面有无积水、是否湿滑			
		检查洗涤灵、洗衣粉、消毒水、洁厕灵、去污粉等清洁消毒物品，是否已经锁在柜子里或放在婴幼儿接触不到的地方			

项目二 婴幼儿入园保育

续表

内容		标准	是	否	评价及建议
环境准备	排查安全隐患	检查刀具是否已经锁在柜子里或放在婴幼儿接触不到的地方			
		检查区域角的动植物有无腐败死亡，并及时清理			
		节假日投放的灭鼠灭蟑药品要及时清除			
物品准备	准备盥洗物品	准备幼儿擦手毛巾，整齐地摆放到指定位置			
		检查洗手液余量，用完后及时补充			
		在春、秋、冬季需要准备幼儿护手霜，防止出现手皴现象；夏季须准备防晒霜、驱蚊液，避免户外活动时晒伤、被蚊虫叮咬			
		根据本班幼儿的出勤，准备相应数量的水杯			
		保持盥洗室地面干爽无水渍，预防幼儿进入盥洗室时滑倒			
		准备好厕纸，可供幼儿根据需求取用			
		随时检查水龙头有无长流水现象，节约用水			
	准备水杯和饮用水	提前将幼儿水杯放置在固定位置			
		幼儿入园前能根据幼儿饮水情况及时备足饮用水，水温适宜			
		幼儿饮水后，及时擦净地面水迹			
	准备晨检物品	准备额温枪			
		准备手部免洗洗手液			
		准备手电			

任务总结与反思

1. 入园前保育师有哪些任务。
2. 环境准备具体有哪些工作。
3. 开窗通风应注意哪些问题。
4. 晨间消毒工作的步骤是什么。
5. 晨间如何清洁室内地面。
6. 如何排除安全隐患。
7. 物品准备包括哪些内容。

任务二　婴幼儿晨间活动时的保育

任务导航

安安老师是幼儿园小班的保育师，在完成幼儿入园前准备的同时，还要协助主班

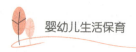
婴幼儿生活保育

教师做好幼儿入园的接待工作,以及辅助教师做好幼儿入园后的晨间活动。

7:30~8:00幼儿园保健医在幼儿园门口对入园的幼儿进行第一次晨检。主班教师在幼儿园门口迎接本班幼儿入园,组织晨间户外活动,或在本班教室门口迎接幼儿进班,同时进行二次晨检,组织室内晨间活动。幼儿园行政老师在园区、楼道等处辅助幼儿独自进班。图2-2-1和图2-2-2分别为保健医工作图和教师工作图。

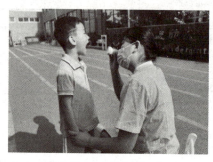
图2-2-1　保健医工作图

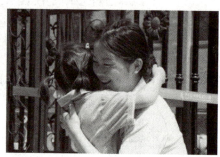
图2-2-2　教师工作图

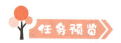

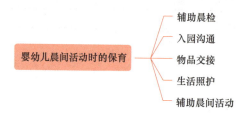

婴幼儿晨间活动时的保育
- 辅助晨检
- 入园沟通
- 物品交接
- 生活照护
- 辅助晨间活动

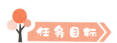

※知识目标

1)知道婴幼儿入园环节保健医、教师、保育师的岗位职责。
2)了解晨检的基本流程及方法。
3)了解幼儿及家长的基本要求及沟通技巧。

※能力目标

1)能够协助教师做好入园接待工作。
2)能够辅助教师做好晨间活动工作。

※思政和素养目标

具备协同合作的育人理念。

项目二 婴幼儿入园保育

任务实施

保育师在做好婴幼儿入园前的晨间准备工作后,需要协助主班教师进行婴幼儿入园的接待工作。晨间接待是幼儿园一日生活的重要组成部分,婴幼儿从家庭来到幼儿园,对教师和班级的第一感受会影响他一天的情绪。教师要在早晨见面的最初时刻让婴幼儿感受到温暖与关怀,激发幼儿愉悦的情绪,让他们感受到安全与温馨,为婴幼儿在园一天的生活、学习奠定良好基础。

微课 婴幼儿入园后保育

一、辅助晨检

晨检是开启婴幼儿安全健康快乐入园的保障。晨检就是保健医在幼儿园门口,给婴幼儿做第一道身体健康检查。保健医从专业的角度对每名入园的婴幼儿进行体温、口腔、耳等的检查。

保育师在接到本班的婴幼儿后,可以对婴幼儿实施"一摸、二看、三问、四查、五提醒"的二次检查。

一摸:触摸婴幼儿的额头、手心,检查有无发热现象,可疑者要测量体温并触摸婴幼儿腮部、颈部的淋巴结是否肿大。

二看:首先需要直接观察婴幼儿的身体状态及精神状态,包括有无外伤、着装是否适宜、有无佩戴饰品或尖锐物品等,还要观察婴幼儿的精神状态以及情绪状态等。

三问:对精神情绪状态不佳的婴幼儿,要及时询问原因,给予帮助指导;询问婴幼儿身体情况,如有身体不适,与家长沟通了解相关情况。

四查:检查婴幼儿是否随身携带危险物品,如玻璃球、带尖的玩具等;检查婴幼儿是否携带果冻、口香糖等小食品;检查婴幼儿指甲是否过长;检查身上、面部有无异常外伤,如有须向家长问清原因。

五提醒:与个别有需求的婴幼儿家长进行沟通,并与带班教师进行反馈和沟通。

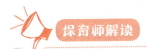

保育师解读

为什么晨间入园要做到"一摸、二看、三问、四查、五提醒"

幼儿晨间入园是一日生活的首要环节,也是非常重要的环节,做到以上五点是安全有效地开展一日活动的基本保障,也是建立家园沟通的必要手段。

幼儿年龄较小,身体不适时会通过情绪、表情、脸色体现出来,我们要在第一时间辨别幼儿身体是否健康,并第一时间与家长进行沟通。

幼儿入园时可能会携带纽扣、小玩具等不安全物品，教师通过检查能够避免幼儿发生吞咽等危险事件。

如果幼儿带伤来园，需要及时和家长沟通，避免家园矛盾产生。

如果发现幼儿有传染病，要第一时间进行上报、隔离等工作，做到早发现、早隔离、早治疗。

（北京市朝阳区劲松第一幼儿园　付思佳　谷金双）

二、入园沟通

保育师要热情微笑地迎接婴幼儿和家长，给予个别婴幼儿情绪安抚，可与家长做简短交谈，了解婴幼儿在家的情况，如有携带药品的婴幼儿，务必与家长确认婴幼儿情况及服药情况，并详细记录。

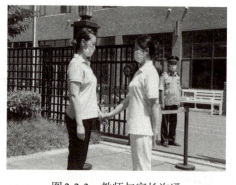

图2-2-3　教师与家长沟通

（1）与家长的沟通

主班教师和保育师要充分倾听家长的需求。晨间入园时，部分家长会与教师进行叮嘱交流，如孩子已吃过早餐、今天要提前离园、上火需要多喝水、要暂停某种水果等。主班教师和保育师要将婴幼儿的个体情况简单记录下来，让家长感受到教师已有关注，放心与婴幼儿告别。图2-2-3是教师与家长进行沟通的瞬间。

 保育师支招

晨间与家长沟通

早上入园时间对于上班族家长来说比较紧张，交接了孩子事宜之后还要赶去上班，这时家长的情绪可能有些焦急，保育师要理解家长，通过尽可能简单有效的交流，给家长明确的信息反馈，并表示如有需要还可再次沟通。

对于另一类祖辈家长来说，晨间时间却十分充裕，他们见到教师时经常交流不止，希望教师更多地了解自家孩子的情况，常常"牵住不放"。遇到这类情况时，保育师要明确自己的配班工作职责，向家长解释清楚全体婴幼儿及班级工作对自己的需要，可以约定晚离园时间再交流或通过电话微信交流。

项目二 婴幼儿入园保育

因此，保育师需要耐心地倾听和认真地记录家长的嘱托和需求。面对家长的不同需求，保育师要耐心倾听，并给予积极的反馈和回答。在班级开展工作的过程中，保育师要将婴幼儿的情况与家长做及时的反馈，有助于家长和幼儿园形成良性的互动关系，让家长对教师越来越信任。

（北京市朝阳区劲松第一幼儿园　陈晓　刘洁红）

（2）与班级教师的沟通

面对家长的需求，回到班级后要做好教师间的沟通，确保每名教师都要了解相关情况，便于班级教师达成共同的教育目标。

（3）与婴幼儿的沟通

欢迎婴幼儿来园。保育师与婴幼儿打招呼时微笑要自然，发自心底，不做作；能够使用婴幼儿的乳名打招呼；能够蹲下身拥抱婴幼儿，让婴幼儿感受到老师的热情和关心。

与婴幼儿进行个性化互动。保育师在充分熟悉婴幼儿性格特点的基础上，可以根据婴幼儿的不同个性与婴幼儿进行互动。对于内向、安静与敏感的婴幼儿，保育师要给予更热情的关注；对于外向、好动的婴幼儿，保育师要给予比较平静的互动。

关注婴幼儿情绪状态。面对情绪状态不好的婴幼儿，保育师要询问原因，并给予适当的安慰与引导。图2-2-4是保育师迎接幼儿的瞬间。

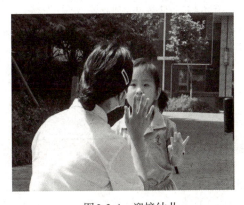

图2-2-4　迎接幼儿

 保育师支招

晨间情绪影响幼儿整日生活，包括食欲、注意力、交往行为等。保育师要充分关注幼儿情绪情况，判断是否需要进行个别沟通。对待情绪不良的幼儿，既不能简单地制止"别哭了！""快点做事！"也不能千篇一律地哄"老师抱抱，你最乖了。去吧！"而要以充分的耐心去倾听幼儿的声音，判断幼儿的心理状态和需求，分析原因，给予准确的回应，进行适当的引导。幼儿走出负面情绪状态后，还要继续关注后期的发展变化，对幼儿进行有针对性的心理关注与指导。

（北京市朝阳区劲松第一幼儿园　陈晓　刘洁红）

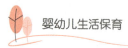
婴幼儿生活保育

三、物品交接

1. 生活物品的交接

生活物品的交换主要是指家长给幼儿带来的被褥、衣服等物品的交接。在交接时，保育师要做好统一的整理和摆放。

2. 学习材料等物品的交接

学习材料等物品的交换主要是指幼儿手工作品、植物、玩具等物品。保育师不仅要帮助幼儿检查物品是否有危险，还需要指引或提示中大班幼儿保管好自己的物品。

保育师可能还需要保管幼儿携带的物品，如植物、玩具、作品、更换的毛巾被等，也需要回收和整理回执单或同意书。

3. 药品交接

原则上，不鼓励幼儿在园服药，必须带药来园的幼儿只能带当日中午一次的药量（预防药、保健药不收），并由保健医严格检查把关。家长要在家中写好委托园所机构喂药的登记表，家长把药与登记表一并交给保健医，保健医应及时做好"三核对"工作，即核对姓名、药名药剂、用药时间和方法，并请家长做好委托吃药的签名记录。带药服药登记表如表2-2-1所示，表2-2-2为某幼儿园幼儿用药、服药、喂药委托书。

表 2-2-1　带药服药登记表

___年___月___日至___年___月___日　　　　　　　　　　第___周

日期	数量	姓名	病情	带药名称	用药剂量与服法	家长叮嘱服药时间	注意事项	家长姓名	喂药老师姓名

表 2-2-2　某幼儿园幼儿用药、服药、喂药委托书

_____老师，兹委托您给我的孩子按如下要求服药。谢谢！

班级：_____　幼儿姓名：_____　用药日期 _____年___月___日

药名药类	用法		服药时间		用药后注意事项	家长签字	喂药老师签字
	内服	外用	午餐前	午餐后			

1. 紧急联系人：_____ 与幼儿关系：_____ 联系电话：_____
2. 家长签好《幼儿喂药委托书》交给保健医，保育老师会按照委托书帮助幼儿服药，如发生副作用，请家长自行负责。

用药原因	□咳嗽	□鼻塞	□咽痛	□腹痛	□腹泻	□结膜炎	□发热 体温___度
	□其他原因						

四、生活照护

保育师指导幼儿分组进行更衣整理工作，可以一组换鞋，另一组放书包、挂外套。

1）指导幼儿在鞋柜上坐好，换室内鞋。

2）为幼儿准备好合适的便于取放的衣架，组织幼儿将衣物叠好挂起，放在固定位置。

3）协助带班教师做好幼儿的衣服整理和书包整理工作。

4）保育师要鼓励幼儿自己穿脱外衣、独立换鞋，并督促幼儿抓紧时间更衣，避免幼儿边脱边玩。对于年龄小、自理能力稍弱的婴幼儿，保育师应耐心协助引导幼儿脱衣，并将外衣叠放整齐，放入衣帽柜贴有自己标识的位置。图2-2-5所示为幼儿在放鞋。

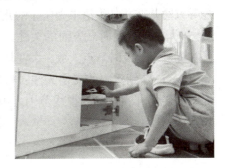

图2-2-5　幼儿在放鞋

五、辅助晨间活动

1）检查场地是否有石块、积水等，如有发现，保育师要及时清除。

2）检查活动器械是否完好，破损玩具要及时清除。

3）协助带班教师组织开展晨间游戏活动，能够关注个别幼儿的精神状态和情绪状态。

4）幼儿游戏结束后，协助带班教师做好材料的整理、收纳与摆放，或指导幼儿整理、收纳与摆放。

5）协助主班教师组织幼儿有序排队回班级。

6）关注有特殊情况的幼儿以及晚来的幼儿。

保育师支招

1）在晨间整理活动中，保育师要引导婴幼儿建立良好的习惯。比如坐在鞋柜上换鞋，将换下的鞋鞋头朝里放到自己的鞋柜里；比如放书包时，要按照"嘴巴朝里，小尾巴藏起来"的方式将书包放到书包格里；比如在挂衣服时，要把袖子塞到衣服架上等。

2）在工作中要讲究实效，可以用讲故事、唱歌、游戏、比赛的形式来培养幼儿的自理能力，可以树立榜样，并及时表扬有进步的孩子。

3）站在幼儿的角度去探索整理的方法，调动幼儿参与和操作的积极性，让幼儿在快乐轻松的氛围中掌握知识、学习本领。

4）保育师是主班教师顺利开展一日活动的协助者。在工作中，两位教师要保持密切沟通，及时将观察到的情况进行反馈，合理分配好各项工作，保证幼儿的安全。

（北京市朝阳区劲松第一幼儿园　李欣）

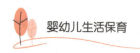

六、注意事项

1）幼儿精神状态的关注：观察幼儿精神状态和穿戴情况都是非常必要的安全隐患排查，精神萎靡低落的幼儿或有身体不适、慢性疾病等都需要保育师特别关注。

2）幼儿衣物穿戴方面的关注：穿过长衣服、穿拖鞋、佩戴项链、戴尖锐发饰等都可能导致幼儿在一日生活中受伤，幼儿入园前需要认真检查。

3）户外晨间游戏方面的关注：主班教师多组织幼儿进行户外游戏或集体操，保育师在配班时要及时清点人数，关注场地边缘，避免有幼儿离开教师视线。

4）户外到室内的安全关注：保育师站在幼儿队伍尾部，与主班教师一前一后，确保每一名幼儿在教师的视线范围之内。

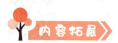

如何缓解幼儿入园焦虑

小班幼儿入园时经常表现出哭闹、不愿离开家人的情绪，幼儿这种恐惧和不安，心理学上称之为"分离焦虑"。主要是由于幼儿年龄较小，与家人分开时产生的不安全感，以及适应自理生活时因能力的不足而产生的焦虑所导致的。幼儿园及教师、保育师们应该采取有效措施，帮助幼儿消除分离焦虑，让幼儿开开心心入园。

幼儿教师要在幼儿入园前，通过家访、新生家长见面会等形式，加强与家长的沟通和交流，让家长感受到幼儿园管理的严谨与专业，以及老师的责任心与爱心。分享幼儿在园的生活细节，缓解家长的分离焦虑，为解决孩子的入园分离焦虑创造了良好条件。

幼儿教师应积极组织丰富有趣的活动，鼓励每一个孩子积极参与，增进幼儿间的情感交流，让幼儿尽快结识新朋友。教师可以通过夸张有趣的肢体、语言等吸引孩子的注意力，通过对幼儿的表扬和关心，让幼儿在游戏中感受到欢乐和老师的关爱，与老师尽早建立起新的依恋关系。

保育师应细心照顾幼儿，通过身体姿态、安抚动作、表情等给予幼儿温暖和安全的感觉，保护幼儿的自尊，用愉悦或平和的语调与他们讲话，让幼儿开始慢慢学会享受幼儿园的生活。

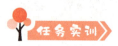

请你在实训/实习中参与入园时的保育工作，并请指导教师针对你的入园保育工作填写表2-2-3的评估表。

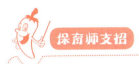

保育师支招

手心里的小纸条

孙老师是一名小班的保育师，这天做完晨间准备来到操场协助主班教师进行幼儿入园接待，主班老师在前带操，她站在队尾关注幼儿情况，孙老师发现队伍中的一名小女孩没有做操，她走到孩子身边，发现是妞妞，她在哭。孙老师将妞妞带到队伍后面，蹲下身轻声询问，并用拥抱安抚妞妞。在拥抱过程中孙老师发现妞妞手中有一张纸条，上面写着："老师好，妞妞早上起不来床，哭着闹着不想去幼儿园，劝了好久才起身，麻烦老师多关注。"孙老师明白了这是家长的嘱托，于是一直陪伴着妞妞，用手拉着她抚摸，轻声安慰。进班以后，孙老师和班级其他老师沟通了妞妞入园的表现，早餐和活动时都对妞妞多加关注，鼓励她和好朋友玩游戏，捕捉孩子开心活动的瞬间。在中午工作之余，孙老师给家长发送了信息：孩子入园时哭了一会儿，早餐吃得不错，活动时一直跟好朋友云云一起玩益智玩具，现在午睡得很香，您放心吧！

此后一段时间，妞妞入园时孙老师都主动和她打招呼，笑着欢迎她来上幼儿园，给她一个拥抱。慢慢地妞妞每天都高高兴兴地来，家长早晨送孩子时笑着说："妞妞回家说最喜欢班里的孙老师了！"

在迎接幼儿入园环节，保育师要及时发现情绪不良的幼儿，用爱关心幼儿。在了解家长的担忧和嘱托后，与班级老师沟通幼儿情况，采取适合的方式缓解幼儿和家长的焦虑。

孩子离开自己熟悉的家人进入幼儿园的全新环境中，会出现不适应的情况，保育师应尊重小班婴幼儿原有的生活经验、生活方式和习惯，接待幼儿时要面带微笑、有爱心、有耐心，关注需要照护的个别幼儿。教师和保育师可以尝试一些安抚幼儿情绪的办法。例如，当孩子早上来园时，像妈妈一样抱一抱孩子，使他们身心得到满足。除此之外，还可以创设温馨的班级环境和氛围，用游戏的方式接待婴幼儿入园。

（北京市朝阳区劲松第一幼儿园　孙一淞）

表2-2-3　入园后保育工作评估表

内容	标准	是	否	评价及建议
辅助晨检	将《幼儿考勤表》《家长交代事项记事本》《喂药委托及服药记录表》准备好，放置在园所大门的显要位置，并做好标识			
	一摸：触摸幼儿的额头、手心，检查有无发热现象，可疑者要测量体温；触摸幼儿腮部颈部淋巴结是否肿大			
	二看：晨检首先需要直接观察幼儿的身体状态及精神状态，包括有无外伤、着装是否适宜、有无佩戴饰品或尖锐物品等，观察幼儿的精神状态以及情绪状态等			

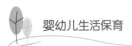

续表

内容	标准	是	否	评价及建议
辅助晨检	三问：对精神情绪状态不佳的幼儿，要及时询问原因，给予帮助指导；询问幼儿身体情况，如有身体不适第一时间联系保健医，并与家长沟通了解情况；个别幼儿因病事假缺勤较久，重新返园后要多询问了解其情绪状态和身体情况			
	四查：检查幼儿是否随身携带危险物品，如玻璃球、带尖的玩具等；检查幼儿是否携带小食品，如果冻、口香糖等；检查幼儿指甲是否过长；检查身上、面部有无异常外伤，如有须向家长问清原因			
	五提醒：与个别有需求的幼儿家长进行沟通，并与带班教师进行反馈和沟通			
与家长沟通及与幼儿沟通	教师要热情微笑地迎接家长，与家长做简短交谈，倾听家长的需求，将幼儿的个体情况简单记录下来			
	与幼儿打招呼时微笑要自然、发自心底、不做作；能够使用幼儿的学名（乳名）打招呼；能够蹲下身拥抱幼儿，以接触面颊和抚摸幼儿背部的抚摸等肢体动作，让幼儿感受到老师的热情和关心			
	在充分熟悉幼儿性格特点的基础上，根据幼儿的不同个性与幼儿进行互动			
	面对情绪状态不好的幼儿，要询问原因，并给予适当的安慰与引导			
物品交接	做好幼儿生活用品交接，及时整理摆放			
	做好学习用品的交接，帮助幼儿检查物品是否有危险			
	协助教师保管幼儿物品、回收回执单、同意书等			
	如有携带药品的幼儿，务必与家长确认幼儿情况及服药情况，并详细记录			
照护幼儿更衣并指导	协助幼儿分组进行更衣整理工作，鼓励幼儿自己穿脱外衣、独立换鞋			
	为幼儿准备好合适的便于取放的衣架，组织幼儿将衣物叠好挂起，放在固定位置			
	对于年龄小、自理能力稍弱的幼儿，应耐心引导协助幼儿脱衣，并将外衣叠放整齐、放入衣帽柜贴有自己标识的位置			
辅助晨间活动	检查场地是否有石块、积水等，如有发现保育师要及时清除			
	检查活动器械是否完好，如有破损玩具要及时清除			
	协助带班教师组织开展晨间游戏活动，能够关注个别幼儿的精神状态和情绪状态			
	协助带班教师或指导幼儿做好游戏结束后材料的整理、收纳与摆放			
	协助主班教师组织幼儿有序排队回班级			
	关注有特殊情况的幼儿，以及晚来的幼儿			

任务总结与反思

1. 婴幼儿入园时,保育师需要做哪些辅助工作。
2. 辅助晨检工作的要点有哪些。
3. 与家长和幼儿沟通的注意事项是什么。
4. 辅助晨间活动的要点有哪些。

项目三　婴幼儿进餐保育

进餐环节是幼儿生活活动极其重要的一部分。婴幼儿进餐的质量直接影响婴幼儿的成长与发展，因此，如何为婴幼儿创设一个良好的进餐环境，如何促进婴幼儿更加科学合理地进餐，是保教工作者不容忽视的职责。

任务一　婴幼儿进餐前保育

微课　婴幼儿进餐保育准备工作

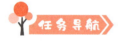

安安老师是幼儿园小班的保育师，幼儿的午餐时间是11:30到12:30。10:50孩子们在结束活动后，同班老师带着孩子们做餐前安静活动，让孩子们的情绪慢慢平静并放松下来。安安老师在这时候会擦干水池台面、盥洗室和厕所的地面。11:00，安安老师开始布置进餐桌椅，准备清洁用具，进行餐桌及餐车消毒，保证消毒液在桌面停留10 min，11:10到食堂领取餐具和食物，11:15进行最后一遍清洁。

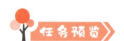

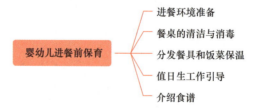

婴幼儿进餐前保育
- 进餐环境准备
- 餐桌的清洁与消毒
- 分发餐具和饭菜保温
- 值日生工作引导
- 介绍食谱

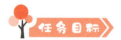

※ 知识目标
1）知道进餐前保育的主要任务及工作细则。
2）明确餐前保育工作的安全规范。

※ 能力目标
1）能够模拟餐桌椅的摆放和消毒。

2）能在幼儿园或实训环境中基本完成进餐前保育工作。

3）能够根据幼儿的特点介绍食谱。

※思政和素养目标

1）认同科学的进餐准备工作的价值。

2）积极参与进餐准备的学习活动，提升操作效率。

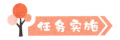

一、进餐环境准备

在进餐前30 min保育师就要开始做进餐环境准备了，良好的进餐环境能够促进幼儿的食欲，是幼儿进餐质量的重要影响因素。

1. 调整光照和室温

幼儿进餐的空间需要良好的采光，但太强或太弱的光线都会损害幼儿的视力，应引入合适的自然光或者合适的灯光。合适的光线还可以使食物色泽鲜美，激发幼儿的食欲。来自荷兰马斯特里赫特大学的研究小组研究表明，改变环境的光照情况不仅会影响整体氛围，还会改变所提供食物的整体味道体验。在光线明亮的餐厅，用餐的人认为所制作的菜肴的整体味道比在暗淡光线下更浓郁。

室温冬季应保持在18～22℃之间，夏季室温保持在26～28℃之间。图3-1-1为幼儿进餐环境示例图。

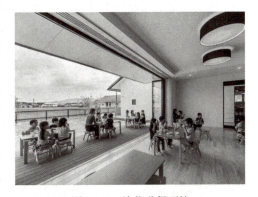

图3-1-1　幼儿进餐环境

2. 进餐区域规划

1）确定幼儿人数与桌椅数。

2）尽量不挪动或少挪动区域的置物架。

3）协调好餐前教育的区域和进餐区域的空间，避免出现空间上的拥挤，无睡眠室的园所需要考虑向睡眠活动空间的过渡。

4）进餐区域应靠近水源和分餐区，方便幼儿盥洗后取餐并入座进餐。

5）要合理规划幼儿盥洗、取餐、进餐的路线，使幼儿的活动路线合理，方便幼儿取餐，路线为单向行驶路线，以免出现幼儿相撞等情况。

图3-1-2和图3-1-3分别为教室活动区规划图和规划用餐区。

	主题墙					空调	
教师办公区域	资源库	收银台	资源库	制作区域	资源库	贩卖区域	钟书阁阅读区	书架
	品尝区域		吃货联盟（角色扮演区）			茶水桶	
	资源库	创意空间（美工区）	资源库	奇思妙想（益智区）		巧夺天工建构区	资源库
					资源库		
前门			主题墙			后门	

	主题墙					空调	
教师办公区域	资源库	收银台	资源库	制作区域	资源库	贩卖区域	钟书阁阅读区	书架
			用餐区				茶水桶
	资源库	创意空间（美工区）	资源库	奇思妙想（益智区）		巧夺天工建构区	资源库
					资源库		
前门			主题墙			后门	

图 3-1-2　教室活动区规划图　　　　图 3-1-3　在图 3-1-2 的基础上规划用餐区

保育师解读

为什么要做好幼儿用餐区规划

贝贝幼儿园大三班午餐时，西西洗完手后拿完饭和汤后准备走向餐桌，这时候明明发现自己忘了拿汤，直接从餐桌返回拿汤，明明刚转身就和西西撞在了一起，保育师说："明明，你怎么从这边端饭呢？小朋友都是从右边过来的。"明明："老师，我忘了端汤，那边太远了。"保育师这才反应过来，原来如果按路线走，幼儿要绕一大圈才能过来，怪不得最近小朋友忘了拿饭都会直接返回，不按照路线走。

原因：目前在托幼机构中，单独设置婴幼儿餐厅的较少，大部分是使用教育活动空间进餐的。班级的区域会因活动的变化进行调整，同时进餐的空间和区域也会调整。因此，进餐区域的规划和幼儿活动的规划十分重要。

对策：保育师在规划好空间后，可以自己走一遍路线感受一下动线是否合理，或者在纸上画出幼儿可能活动的路线，再进行确认，当班级幼儿走错时可以询问原因，及时调整布局。

3. 摆放桌椅

1）托幼机构的标准长方形桌子一般坐 4 名婴幼儿，桌子两端不坐人。

2）放置餐桌的空间大小要合适，不宜布置在太狭窄的地方，餐桌与周围其他物品的距离要保留至少 60 cm 宽（大约为成人的半步）的距离。如果幼儿在进餐中有如厕等情况，方便幼儿进出。

3）椅子中间留出幼儿进出的空间。图 3-1-4 为幼儿进餐桌椅摆放示例图。

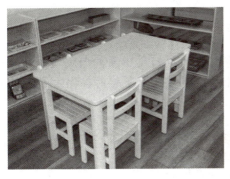
（a）侧面

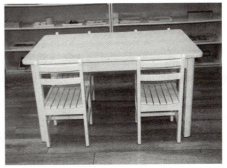
（b）正面

图3-1-4　幼儿进餐桌椅摆放

4. 按规范着装

1）保育师要穿好围裙，戴好帽子、口罩。在戴帽子时要注意将所有头发塞进帽子里。

2）保育师的口罩应该及时更换，帽子和围裙需要定期清洗，保持其清洁卫生。

保育师解读

进餐环节保育师为什么要戴帽子、穿围裙

保育师最主要的职责就是在一日生活中负责幼儿的保健和卫生工作。幼儿年龄尚小，防御外界疾病的能力比较弱，因此，为杜绝幼儿病从口入，营造一个卫生、安全的进餐环境就显得非常重要。保育师一定要时刻牢记并遵守工作准则，在餐前准备中养成戴帽子和穿围裙的习惯，确保幼儿进餐卫生。为了减少遗忘，保育师可以将该工作程序化，将围裙和帽子放在固定的地方，以便于取放。在幼儿的一日三餐及加餐的时间段中，保育师都需要戴好帽子、口罩，穿好围裙，切不可因为加餐简单而忽略规范着装。

5. 注意事项

1）在确认进餐区域后，需要检查周围是否有危险品或者未收拾的玩教具，如有需要及时清理。

2）确认进餐区域的地面无湿滑情况。

婴幼儿生活保育

> **小任务练一练**
>
> 贝贝幼儿园中一班有30名幼儿,下面是中一班的整体布局图(图3-1-5),请你根据布局图设计进餐区域,并画出布局图,标出餐桌和餐椅的摆放位置及关键尺寸,并设计幼儿取餐、进餐活动的路线。
>
>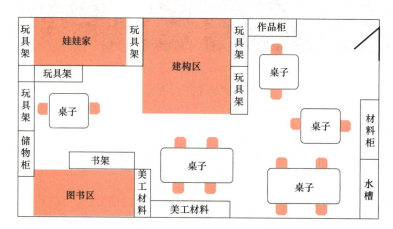
>
> 图3-1-5　中一班整体布局图

二、餐桌的清洁与消毒

1. 清洁用品

容器:备好专用消毒水盆、清洁水盆,盆上标有"清"和"消"的字样;准备1000 mL量杯;备好残渣盘。

抹布:准备三块抹布,保育师应对这三块抹布做好区分,如清洁抹布1,消毒抹布和清洁抹布2,放置抹布的区域做好标签,如图3-1-6所示。注意"消毒"毛巾不得是带颜色的,以免消毒水使其变色。

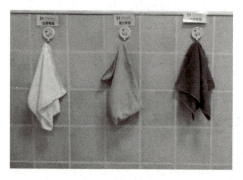

图3-1-6　抹布存放

2. 配置消毒液及消毒毛巾

佩戴橡胶手套,使用消毒剂、量杯,按照比例进行严格配比,表3-1-1为餐桌消毒液配比表。然后用配制好的消毒液浸泡毛巾,如图3-1-7所示。

表3-1-1 餐桌消毒液配比表

消毒剂种类	消毒液有效氯含量	稀释浓度	消毒剂剂量	水量	消毒方法
84消毒液配比	250 mg/L	1∶200	5 mL	1000 mL	浸泡、擦拭
含氯泡腾片配比	250 mg/L	1∶200	1片（0.75 g）	1000 mL	浸泡、擦拭

3. "清—消—清"程序

第一步：用清水抹布1擦拭餐桌，这一步主要是进行基础的清洁。在幼儿园，进餐的桌子同时也是幼儿游戏的桌子，因此在幼儿活动后桌面都会有不同程度的脏污。为保证幼儿进餐时的卫生，保育师应确保清洁桌面。

第二步：使用已浸入消毒液的抹布，拧干后擦拭桌面，消毒液在桌面上的停留时间为10 min。图3-1-8为保育师第二遍使用消毒液擦拭桌面。

第三步：使用清洁抹布2擦拭清洁消毒液。确保幼儿进餐使用的每一张桌子都清洁卫生，不残留消毒液。

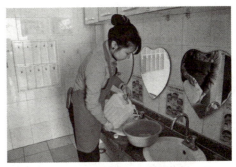

图3-1-7 用配制好的消毒液浸泡毛巾

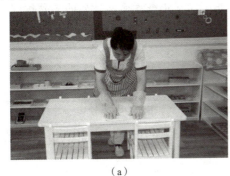
（a）

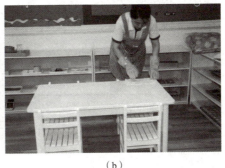
（b）

图3-1-8 第二遍使用消毒液擦拭桌面

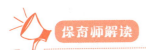

消毒后为什么要再次擦拭桌面

餐桌消毒使用的是滞留擦拭法，消毒液需要在桌面滞留一段时间，才能够有效地对桌面上的细菌进行化学消毒。消毒完后，一定要用清水清洗并擦干净，因为消毒液很多都有腐蚀性或者毒性，如不清洗干净，幼儿接触会损伤皮肤，如果误食会损伤胃黏膜。同时，消毒液如果清理不够干净，长期也会腐蚀桌面。

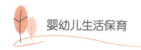

婴幼儿生活保育

4. 擦拭方法

清洁时抹布湿度要适中,以不滴水为宜。将抹布对折成长方形,双手扶着毛巾上下滑动并排擦拭桌面和桌子边缘,一般采用几字形擦拭法。擦拭时桌面不能有未擦过的空隙面,擦拭后将桌子边缘沿逆时针方向擦拭一次。

5. 注意事项

1）严格佩戴手套。消毒液具有一定的腐蚀性,佩戴手套能够保证保育师工作安全。同时,如保育师未戴手套,一旦手接触消毒液,消毒液因被污染不能再使用,须重新配置。

2）消毒剂以及配置好的消毒液,要放在幼儿拿不到的地方,谨防幼儿接触。

3）第三遍清洁桌面要做到位,不能有残留消毒液,幼儿在进餐过程中,有时会遗漏饭菜,有的幼儿会直接捡起掉落桌上的饭菜吃,如果桌面还残留消毒液,容易引起幼儿误食,对婴幼儿身体健康造成危害。

> **小任务练一练**
>
> 请你尝试清洁和消毒一张幼儿餐桌,并从以下几个方面总结你的工作过程。
> 工作目的:_____
> 工作准备:_____
> 工作过程:_____
> 工作反思:_____
> 教师指导建议:_____

三、分发餐具和饭菜保温

1. 分发餐具前洗净双手

保育师在分发餐具前务必保证着装规范,使用洗手液、流动水洗净双手。

2. 取用餐具

保育师应将消过毒的餐具从消毒柜中取出,餐具数与幼儿人数一致。

3. 依据幼儿年龄阶段分发餐具

给托班婴幼儿分发的餐具应是婴幼儿专用餐具,使用曲柄勺和婴儿围嘴。小班幼儿一般用勺子，而中大班幼儿可尝试用筷子。保育师分餐具时不让手指触碰碗口常常是个大难题，而餐具倒扣放置就不会出现手触碰到碗口的情况。

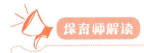 保育师解读

婴儿为什么使用曲柄勺和围嘴

手柄有曲线的勺子，能让婴幼儿更好地学习使用勺子以及叉子，叉勺材质为硅胶，不会损伤婴幼儿的口腔黏膜。勺头小且深，更方便婴幼儿盛食物以及送入口中。

婴幼儿进餐时还需要佩戴围嘴。婴幼儿佩戴围嘴，不仅可以避免衣物被食物弄脏，也让掉下来的食物以及食物残渣掉进围嘴，不会弄脏地面。图3-1-9列举了一些婴幼儿常用的曲柄勺和围嘴。

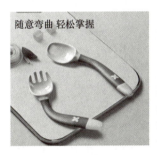
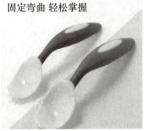
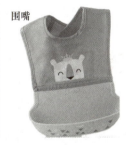

图3-1-9　婴幼儿进餐用具

4. 分发餐具的要求

1）可以自行为幼儿分发餐具，引导值日生分发餐具或组织幼儿自拿餐具。

2）在分发餐具前20 min，保育师应先将餐具一摞一摞地准备好（一般5～6个为一摞）。

3）为了培养幼儿良好的进餐习惯，准备残渣盘和擦手巾是非常重要的步骤，不可省略。残渣盘需要保证每个桌子上一个，擦手巾保证人手一巾。

4）碗摆放在正对椅子的桌面上，盘子放在碗前，勺子和筷子放在盘子上。分发勺子和筷子时，手应握住勺柄处或筷子的尾端，勺子或筷子应放在盘子上，摆放整齐。

5. 饭菜保温

保育师需要在规定时间段内取餐，取餐后应注意饭菜的保温、保洁，防止发生烫伤事件或幼儿因饮食偏凉引起腹泻等情况。

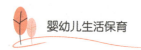

幼儿学习使用筷子的益处

中班幼儿的小肌肉和精细动作相较于小班都有了一定的发展,幼儿从中班开始练习使用筷子吃饭,对心理发展有以下好处。

1)能训练幼儿的拇指和其余四个手指对立的抓握动作。
2)使用筷子可以促进幼儿精细动作的发展,从而刺激大脑皮层相应区域的发育。
3)幼儿在使用筷子的过程中,可以促进眼、手的协调运动,发展他们的知觉和具体思维能力。
4)眼手的协调使他们有可能发展各种更复杂的动作。
5)幼儿及早学会灵活地使用筷子,对以后尽快学会握笔有积极影响。

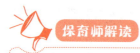

分餐具中的数学教育

幼儿餐具包括碗、盘子、勺子、筷子,在分发餐具或者自拿餐具时,幼儿需要拿一个碗、一个盘子和一个勺子(一双筷子),这里其实涉及了一一对应的问题。特别是值日生在分发餐具时,还要将餐具的个数与椅子的个数相对应。幼儿在分餐具和拿餐具的过程中便能理解数字的概念,在生活中感受数学。保育师还可以在幼儿拿餐具时引导幼儿:"这一摞有许多碗,请你从一摞碗中拿一个碗。"这样可以在保育中带幼儿认识"1"和"许多"。

(1)秋冬季保温措施
1)尽量缩短取餐时间,用食用棉布垫好,将盛饭菜的容器盖好盖子,这样既可以保温,又可以防止灰尘进入饭菜内。
2)分餐及幼儿进餐时要关好窗户,第一次盛饭时可盛少量,并随吃随添,保证每个幼儿吃上热饭菜。
3)分好饭菜后,做好剩余饭菜的保温工作,及时将容器盖盖好或将棉布垫围裹好,保证二次添饭时饭菜是温热的。
(2)夏季散热措施
1)取餐时间尽量提前。

2）饭菜取回后打开餐盖散热。
3）用饭勺来回搅拌加快散热。
4）放在通风好的地方散热。

6. 饭菜保洁

1）保育师在分餐前应首先用眼看、用鼻闻，一旦发现菜品有异，如发霉、有馊味、不新鲜、未做熟，立即停止分餐并查明原因，采取措施。
2）夏季蚊虫较多，饭菜容易受污染。保育师可以在盛饭菜的容器上加盖防蝇罩，防止苍蝇、飞絮等污染饭菜。
3）给幼儿吃的水果应做好清洗和削皮工作。

7. 注意事项

1）分发餐具前务必按照要求洗手。
2）分发餐具时间不宜过早，以防餐具受到污染，通常以餐前15～20 min为宜。
3）分餐具前需要检查和确认餐具是否有破损、饭菜是否有异常等。
4）分餐具时，如果餐具不慎掉落，应立即更换。
5）幼儿自拿餐具时要以小组为单位，谨防拥挤和争抢。

> **小任务练一练**
>
> 请你尝试模拟分发并摆放餐具，从以下几个方面总结你的工作过程。
> 工作目的：_____
> 工作准备：_____
> 工作过程：_____
> _____
> 工作反思：_____
> _____
> 教师指导建议：_____

四、值日生工作引导

为培养幼儿良好的餐桌礼仪习惯，以及愿意为他人服务的优良品质，提高幼儿的自理能力，提升进餐的乐趣，保育师可分配值日生进行餐前准备工作。值日生工作适宜4～6岁的幼儿，保育师的工作重点是鼓励值日生及对其进行指导、监控。

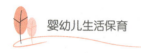

1. 确定值日生

保育师应先确定值日生，由全班幼儿轮流承担，每次需要2名。

2. 为值日生准备物品

保育师为每名小值日生准备1件清洁的工作服（围裙）2块抹布，保证抹布清洁干净。请值日生在饭前20 min洗手，值日生相互帮助系好围裙。

3. 指导值日生工作

保育师需要对值日生的工作进行明确分工，可以请幼儿自主分工，也可以由保育师分工，让幼儿轮流承担不同的任务。

值日生工作内容如下。

擦桌子：值日生可以用清水抹布擦第一遍和第三遍，保育师还需要再擦一遍，保证桌面达到清洁标准。

发餐具：保育师指导值日生分发餐具，并提醒他们爱护餐具，轻拿轻放。

摆椅子：摆放时，椅子与桌子要距离适当，方便幼儿坐下。值日生摆椅子一般在摆放餐具后进行。

检查洗手：请值日生有礼貌地检查其他幼儿是否把小手洗干净了，帮助小朋友将袖子拉下来，并提醒小朋友洗手后不要用手触摸其他物体。

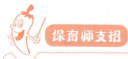

值日生不喜欢做值日怎么办

原因分析：幼儿在初次接触值日后，再做几次可能会对值日失去兴趣，因为值日工作会占用幼儿的游戏时间。

策略：保育师可以以同伴的身份进行引导，当幼儿在完成一件事后给予鼓励，让幼儿感受到成功和满足；灵活安排值日，请幼儿自主选择值日的时间和劳动的内容。

4. 注意事项

1）值日生擦桌子时，保育师要注意第二遍消毒液务必由教师擦，不可让值日生参与，谨防幼儿误触消毒液。

2）提醒值日生不要用手触摸餐具里面，以免餐具受到污染。

3）值日生在发餐具时，餐具掉了要及时更换。

> **小任务练一练**
>
> 今天的值日生是西西和小小，两位值日生擦完桌子，王老师就听到西西嚷："老师我要发小勺。"小小说："不对，是我先拿到的，应该我发，我先看到的。""你不会，你看你把盘子都发错了。""没错就没错……"如果你是王老师，请分析造成这种局面的原因，并制定改进措施。

五、介绍食谱

1. 确定介绍食谱的人员

介绍食谱内容和营养成分的人员分别由保育师、教师或幼儿来担任，具体分工可以根据幼儿年龄的不同和幼儿的实际情况来安排。

（1）保育师介绍

介绍人可以由保育师担任。保育师作为介绍人向婴幼儿介绍食谱时应做到表情自然、愉快，语言生动、恰当，语调平静、温和，语言和行为具有一定的感染力，真正起到激发婴幼儿食欲的作用。

（2）幼儿介绍

中、大班的幼儿已具备了一定的语言表达能力，为他人服务的意识也在逐步增强。这个年龄段的幼儿完全可以担当介绍人的角色，向全班幼儿介绍食谱的内容和营养。这样不仅能够满足幼儿主人翁的需求，给他们提供更多锻炼表达的机会，而且通过幼儿自己的介绍，可以更好地调动全班幼儿进餐的积极性、主动性，激发幼儿进餐的兴趣。

2. 介绍食谱的营养成分

（1）知道常见食物的营养成分及功用

在幼儿食谱中，我们常见的食物种类大致有主食类（大米、面粉、玉米及制品、杂粮及制品）、蔬菜类（叶菜类、花菜类、根茎类、果实类）、肉类（牛肉、猪肉、羊肉、鸡肉、鸭肉）、大豆及豆制品（豆腐、熏干、豆干、豆浆、内酯豆腐）、蛋类及乳制品（鸡蛋、鹌鹑蛋、鸭蛋、牛奶、奶粉、酸奶、奶酪）、水果类（苹果、梨子、橘子、橙子、香蕉、草莓、桃子等）。

主食类食物的主要营养成分是碳水化合物，约占比70%，这类食物中还含有蛋白质、维生素B族及矿物质，是幼儿身体热量的主要来源之一，如大米饭、红豆饭、杂

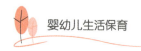

粮饭、馒头、花卷、发面饼、糖饼、面条。

主食的品种是多样化的，可以制作各种造型增加幼儿的食欲，多种谷物类食物的摄取可以均衡碳水化合物和纤维素的比例，达到幼儿的膳食平衡。

蔬菜类食物的主要营养成分是多种维生素、矿物质、纤维等（联合国粮食及农业组织统计人体必需的维生素C的90%、维生素A的60%均来自蔬菜），幼儿一般食用的蔬菜包括：白菜、油菜、芹菜、生菜、莴苣、西红柿、萝卜、青椒、茄子、蒜苗、菌类、地衣类等等。

蔬菜的种类繁多，可根据蔬菜的品种类型适当增加口味变化，让幼儿多元化地食用各种蔬菜，也可制成菜泥、菜粥，或是配合肉类材料做成味道多元、色彩艳丽的菜品，增加幼儿的食欲。

肉类食物是幼儿摄取优质蛋白质的主要来源，其含有人体必需的氨基酸，不但种类全面、数量多而且比例恰当，容易消化吸收。肉类中脂肪的含量也比较高，主要是各种脂肪酸和甘油三酯，还有少量的卵磷脂、胆固醇、游离脂肪酸及脂溶性色素。肉类脂肪能为幼儿提供较多的热量。肉类食物主要有牛肉、猪肉、羊肉、鸡肉、鸭肉、鱼、虾类。

肉类食物从味道上对幼儿的进食有着吸引力，优质蛋白质是幼儿身体必需的营养物，控制好摄入总量是幼儿食谱的重要环节。鱼肉、虾肉含有大量优质蛋白，制作中注意骨刺要去除干净，确保幼儿进食的安全。

大豆及制品含有蛋白质和钙、铁等多种微量元素和矿物质，大豆中还含有豆固醇、不饱和脂肪酸和卵磷脂。在幼儿食谱中，为了防止脂肪和肉类制品的摄入过多，优质蛋白就由大豆及大豆制品代替。

大豆及制品包括豆腐、豆皮、豆干、熏干、豆浆、内酯豆腐。大豆制品是中国的传统食物，烹饪技法多样，尤其是其中的豆腐，便于加工，适合做多种口味的食物，易于幼儿咀嚼，便于消化吸收，豆腐是蛋白质获取的另一个渠道。在给幼儿吃豆腐类菜肴时一定要确定豆腐内部的温度是否过烫，避免幼儿进餐时烫伤。

蛋类及乳制品的营养成分主要是蛋白质、脂肪、微量元素及各种矿物质。以鸡蛋为例，鸡蛋中卵磷脂消化后释放出胆碱进入血液很快到达脑内，有增强记忆的作用；以牛奶为例，乳制品是幼儿钙的最佳来源，而且钙磷比较适当，利于钙的吸收，可以非常好地促进骨骼生长。牛奶中的免疫球蛋白进入肠道还起到增强免疫力的作用。蛋类及乳制品主要包括鸡蛋、鸭蛋、鹌鹑蛋、鸽子蛋、牛奶、酸奶、奶酪等。

蛋类和乳制品是幼儿三餐中不可或缺的主要食物，早餐中都会有鸡蛋，牛奶、酸奶则会作为加餐的饮品或是饭后饮品，是幼儿非常喜欢的食物。鸡蛋煮制时冷水下锅，不超过十分钟就能煮熟。如果鸡蛋黄发黑就是表面产生了硫化铁，幼儿难以消化吸收。

水果类食物，如苹果、草莓、荔枝、香蕉、西瓜、哈密瓜，是幼儿维生素摄入的主要渠道且水果中含有大量的糖分和果酸，是幼儿喜欢的食物之一，果酸在促进食欲的同时也能促进幼儿肠道的蠕动。水果类食物多数需要清洗或是切块，在操作中一定要注意卫生及水果的成熟度。

（2）介绍食谱营养成分的方式

通过语言描述介绍食谱的营养成分。以喝豆浆为例，可以这样介绍："喝豆浆能让小朋友的皮肤变得白嫩，使你们更聪明。豆浆中含有人体所必需的营养成分，你们想知道这种营养成分叫什么名字吗？老师告诉你们，它的名字叫蛋白质，小朋友吃了蛋白质以后可以长得更高、身体更结实。"

通过组织活动介绍食谱的营养成分。在介绍食谱营养时，除了语言描述这种常规介绍外，保育师还可以采用其他婴幼儿喜闻乐见的活动形式来介绍。猜谜语就是一种很好的介绍方式。我们都知道，猜谜是幼儿喜欢的一项活动，它能满足幼儿的好奇心和求知欲。就餐前，保育师可以结合饭菜的内容组织幼儿开展猜谜活动。例如，今天午餐的炒菜是西红柿炒鸡蛋和醋熘豆芽，保育师可以事先设计与之相关的谜语让幼儿猜，进而引发幼儿进餐的兴趣。谜面可以这样设计："脸圆像苹果，甜酸营养多，既能做菜吃，又可当水果"（打一植物，谜底是西红柿）、"生根不落地，有叶不开花，市场有得卖，园里不种它（打一蔬菜，谜底是豆芽）"。

3. 引导值日生介绍食谱

引导值日生介绍食谱的主要方法是开展餐前播报活动。大班幼儿有了一定的独立性，为了锻炼幼儿的表达能力，由值日生在播报的前一天和家长一起收集要播报食谱的相关营养知识，在每餐前当小小信息播报员，向全体同伴播报当餐的食谱及其营养价值；中小班孩子自主性不够，对于饮食的营养价值认识不清，老师可以事先了解当天的食谱，利用网络搜索菜肴营养价值的图文，在餐前给孩子看，色彩艳丽的图片加上教师生动的描述，不仅让幼儿了解每种菜对自己身体生长的好处，还营造了孩子想吃、爱吃的心理氛围，当保育师把饭端到班上时，饭菜的香味可以再次调动孩子们的食欲。

4. 注意事项

（1）注意年龄特征

保育师应根据孩子的年龄特点，采用适用的方式介绍饭菜的营养。4岁以前的婴幼儿年龄较小，语言的组织与表达能力相对较差，所以通常由保育师和教师来介绍。4~5岁的幼儿，可以请能力强的幼儿担任介绍人。5~6岁的幼儿可以采取全班幼儿轮流的方式，请当天的值日生做介绍。

（2）遵循循序渐进的原则

在请幼儿介绍饭菜时，保育师要充分考虑幼儿的实际能力。在介绍人的选择上应本着从强到弱的原则，即先请能力强的幼儿介绍，逐渐过渡到能力弱的幼儿。在介绍

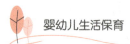

饭菜内容的确定上,应要本着由少到多、由单一到多样的原则,即开始先请幼儿介绍一种,随着幼儿能力的提高逐渐介绍多种,如此循序渐进,切不可急于求成。

  小任务练一练

请根据表3-1-2的幼儿园食谱制作一份幼儿膳食营养海报。选择其中一天午、晚餐,为幼儿介绍食谱及营养成分。

表3-1-2　某幼儿园食谱

三餐	星期一	星期二	星期三	星期四	星期五
早餐	珍珠汤圆	枸杞银耳汤 青菜鲜肉包	牛奶 面包	蔬菜粥鸡蛋	肉末什锦粥 玉米馒头
午餐	米饭 胡萝卜焖肉 芙蓉蛋 青菜豆腐汤	红薯饭 豆芽碎肉丸 土豆丝 南瓜汤	米饭 蘑菇炒肉 番茄鸡蛋 玉米排骨汤	金银饭 红烧鸡翅 菠菜粉丝 紫菜蛋花汤	紫米饭 木须肉 清炒莜麦菜 番茄蛋花汤
晚餐	三鲜馄饨	米饭 肉末豆干 清炒时蔬 鲫鱼萝卜丝汤	土豆肉末 面片	米饭 双色鸡丁 青椒土豆丝 海带鸭肉汤	五彩炒饭 蔬菜汤

内容拓展

在进餐前的工作中,为幼儿营造良好的进餐氛围是保育师和教师的主要任务,除了保育师对环境的准备、清洁消毒外,教师还需要组织一些活动与保育师配合,为幼儿营造轻松、舒适的进餐环境,帮助幼儿更好地进餐。

（一）餐前安静活动

餐前活动的方式有很多,如游戏、各类分享、讲故事、唱歌等,尽量选择较安静的活动,不要选择大运动、大强度的活动。

1. 分享活动——"欢乐时光"

幼儿可以分享欢乐的旅游、欢乐的周末或者是一场欢乐的足球赛,这个主题是开放性的,每个孩子都能讲得很好。一次两到三个人分享,孩子拿着家长帮助做好的"小报",介绍照片上是哪些人,在做什么,当时最快乐的是什么事,最后发表快乐感言。

2. 故事活动

教师可以选择与本月主题教育活动相关的绘本，或请幼儿选择感兴趣的绘本，也可以选择一些关于饮食话题的故事，如《多多什么都爱吃》《狼大叔的红焖鸡》《灰狼家的小饭桶》《我的幸运一天》《好饿好饿的毛毛虫》《胖国王与瘦皇后》《大公鸡和漏嘴巴》《下巴上的洞洞》等，这样不仅能够让幼儿安静和放松下来，还能够对幼儿进行饮食教育。

3. 手指谣

手指谣的选择和故事一样，考虑幼儿的兴趣、教育活动的主题，选择与进餐习惯相关的手指谣，如"饭菜喷喷香，大口咕咕叫；大口吃饭不胡闹，享受美味长得高"（可以配视频）。

（二）进餐音乐的选择

在创设整洁有序、愉快安静的进餐环境的同时，教师应该挑选节奏舒缓的音乐，在幼儿开始进餐前就播放，让他们一边欣赏音乐一边愉快地进餐，使幼儿保持良好的进餐情绪，营造轻松愉快的自主进餐氛围，养成良好的进餐习惯。进餐前需要播放相对平稳、安静、明朗的音乐，让幼儿心情舒畅，情绪稳定，幼儿会特别喜欢这样的气氛，在进餐时播放这类音乐也能够增进幼儿的食欲并且有助于营养的吸收。幼儿进餐音乐的选择，可以是轻音乐、西洋古典乐以及我国民族乐器演奏的乐曲等，并不定期进行更换。这类乐曲风格较为多样，各种乐器均有，可以选取其中较为轻松优美的音乐来播放。注意不要播放有歌词的或者是儿童歌曲，避免幼儿边吃饭边随着歌曲开口唱歌，分散孩子的注意力。

乐曲举例：钢琴曲《献给爱丽丝》、大提琴曲《天鹅》、轻音乐《神秘园之歌》、广东音乐《彩云追月》等。

（三）教师与保育师的配合

在餐前安静活动结束后，教师应明确幼儿盥洗、进餐的路线，引导幼儿按照路线盥洗、取餐；教师可根据幼儿的人数、盥洗室的大小等，请幼儿分拨盥洗和进餐，以便更好地帮助保育师组织好进餐，避免幼儿拥挤和消极等待。教师可以使用一些小技巧，例如："请穿白色衣服的小朋友去洗手吃饭，再请穿黑色鞋子的小朋友洗手吃饭……"这样的方式能够更有序地组织幼儿进餐，同时还融入了颜色的认知。

（四）核对服药单

1. 午餐前一小时核查服药单

确认是否有餐前需要服药的婴幼儿，如有，应根据家长填写的服药清单要求，

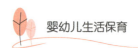

让婴幼儿服药后再进餐。婴幼儿服完药后，在服药单上注明服药时间以及服药情况，以便家长查阅。有的药品需要用餐后30 min服用，核查时应做好标注，避免餐后遗忘。

2. 查看与核对药物

1）核对药物包装上的使用剂量与家长的要求剂量是否一致，如不一致要与家长进行确认。

2）注意药物的过敏反应，因为退热镇痛的药物可能会让患儿出现哮喘的情况，所以用了退烧药后需要特别注意。如果患儿的体温不是太高，可以用物理方法治疗，同时还要保证患儿不缺水。

3. 服药过程中婴幼儿情绪安抚

1）禁止对婴幼儿进行强行灌药。

2）利用游戏、绘本让婴幼儿知道服药流程。如医生的角色扮演游戏，让婴幼儿扮演医生，模拟给玩具小熊喂药，并告诉小熊：吃药不用害怕，吃完病就可以快快好了。这种游戏可以减轻婴幼儿对医院的恐惧，让婴幼儿产生间接的服药经验，鼓励婴幼儿自己服药，既减少了婴幼儿服药过程中的哭闹，也能够让服药环节变得轻松愉快。

3）首先鼓励婴幼儿自己吃药，如果自己不吃，可以采取物质或者精神奖励的办法，如喝完药可以得到一个贴纸。

4. 注意事项

1）抗生素等副作用较大的药品，不能在托育园所内服用。

2）如果是液体药品，一定要看清楚剂量，用量杯倒出时确保准确无误。

3）如果是玻璃瓶装插吸管服用的药物，对于小月龄（24个月以下）的孩子，尽量倒出用勺子服用，以免吸管弄伤婴幼儿口腔。

4）婴幼儿服药时，应有别的老师，如行政人员、校医等在场，以免发生问题时无人搭手，或产生纠纷时没有证人等情况出现。

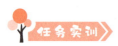

你将在实训/实习中参与进餐前的保育工作，总结进餐前保育工作的内容和感悟，填写表3-1-3的评估表。

项目三 婴幼儿进餐保育

表 3-1-3 进餐前保育工作评估表

内容	标准	是	否	评价及建议
进餐环境准备	依照要求规范着装			
	进餐空间布置合理			
	物品准备齐全，摆放合理			
	营造进餐前的良好氛围			
餐桌清洁消毒	按要求洗手			
	按要求配置消毒液，配置过程规范			
	消毒液摆放位置合理			
	清洁抹布分类清楚，无混淆			
	遵照"清—消—清"程序			
	擦拭过程未留空隙			
	消毒液滞留时间达到 10 min			
分发餐具	分发餐具前按要求洗手			
	按年龄要求分发餐具			
	餐具摆放合理			
	一桌一个残渣盘，一名幼儿一个擦手巾			
饭菜保温	根据季节调试饭菜温度			
	符合餐食保洁要求			
值日生引导（中大班适用）	耐心引导值日生			
	培养值日生的自主性和独立性，不包办代替			
介绍食谱	报菜名			
	介绍饭菜营养成分			
进餐前保育工作反思				

 任务总结与反思

1. 进餐前保育都有哪些任务。
2. 请说明餐桌消毒的步骤和要求。
3. 如何按照婴幼儿的年龄阶段分发餐具。
4. 幼儿使用筷子有什么好处。
5. 教师在分餐具时应注意什么。
6. 哪个年龄段的幼儿可以担任值日生。值日生可以做什么工作。
7. 为什么要做好饭菜的保温与保洁。

任务二　婴幼儿进餐时保育

进餐环节是婴幼儿生活活动中极其重要的一部分，婴幼儿进餐的质量直

微课　婴幼儿进餐活动组织

57

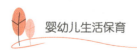

接影响婴幼儿的成长与发展。婴幼儿的进餐质量又离不开进餐时保育师和教师的共同照护。因此，婴幼儿进餐时的保育工作就显得极为重要。

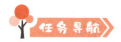

安安老师是幼儿园中班的保育师，11:10安安老师会根据幼儿过敏登记表核对餐食是否有幼儿过敏的食物，如鸡蛋、鱼、豆腐等。该班级幼儿小米对鸡蛋过敏，而当日餐食中有西红柿炒鸡蛋。安安老师在准备小米的餐盘时，根据婴幼儿过敏登记表记录，没有盛西红柿炒鸡蛋，将餐盘分发给小米后，安安老师在过敏登记表当天日期那一栏做了一个"√"的标记，表示确认无误。11:20安安老师会为幼儿分发餐食，同班老师会组织幼儿进入盥洗室洗手并自主取餐入座。11:30幼儿开始进餐，在幼儿进餐时，保教老师会引导幼儿愉快地进餐，在进餐过程中会培养幼儿良好的进餐习惯，培养其独立性，同时对体弱儿、肥胖儿等会特别关注。

乐乐老师是托育班的保育师，核对完婴幼儿过敏食物单后，乐乐老师查看婴幼儿餐食要求，发现有两个小朋友的餐食需要用辅食剪剪碎，乐乐老师从送餐车高处取出辅食剪，剪好餐食后，将辅食剪放回送餐车上辅食剪盒子里，以免婴幼儿误拿造成危险，并将这两位小朋友的餐食送到单独安排的角落。

莎莎老师也是托育班的保育师，在进餐环节负责该班及刚入园的18个月大的花生小朋友以及17个月大已经入园一个月的小宝小朋友进餐，莎莎老师把这两位小朋友的位置安排在了安静、不受干扰的角落，以免在进餐过程中有别的小朋友干扰，自己没办法全身心照顾花生和小宝吃饭。

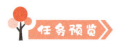

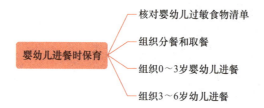

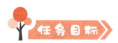

※ 知识目标

1）能列举婴幼儿进餐时需要注意的主要内容及细则。

2）明确婴幼儿在进餐过程中的安全隐患和预防措施。

项目三 婴幼儿进餐保育

※ 能力目标
1）能够模拟辅导婴幼儿进餐。
2）能在婴幼儿园或实训环境中基本完成进餐保育工作。
3）能够了解班级每个婴幼儿的进食量，引导进餐。

※ 思政和素养目标
1）体会科学的进餐指导工作对幼儿健康成长的重要性。
2）在进餐保育中帮助幼儿树立节约意识。

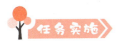

一、核对婴幼儿过敏食物清单

1. 查看婴幼儿过敏食物清单并核对

1）餐前30 min，注意查看婴幼儿过敏清单（表3-2-1），取餐后核对餐食中是否有导致某婴幼儿过敏的食物或食材，如鸡蛋、蘑菇、虾等。

2）盛菜时不给过敏婴幼儿盛致敏食物，过敏幼儿的餐食需单独盛放，以免教师分餐或者幼儿自主取餐时出现混淆。

3）盛放餐食后，需要再次核对过敏清单，在清单中标注"√"，再分发给过敏婴幼儿。

2. 婴幼儿食物过敏突发状况处理

1）若婴幼儿误食过敏食物，一定要第一时间通知家长，并观察婴幼儿情况。

2）就医信号：如果婴幼儿出现呼吸问题、面部或嘴唇肿胀，或者进食后出现严重呕吐或腹泻，应该立刻拨打急救电话。严重的过敏反应绝对不能耽搁，因为婴幼儿的呼吸道可能会在几分钟之内完全堵塞，如果送医院来不及，必须马上叫急救人员来现场。

表3-2-1 婴幼儿食物过敏清单

序号	姓名	过敏食物	餐食发放日期									
			周一		周二		周三		周四		周五	
			中餐	晚餐	中餐	晚餐	中餐	晚餐	中餐	晚餐	中餐	晚餐
1	小明	鸡蛋										
2												
3												
4												
5												
⋮												
注意：请仔细核对婴幼儿过敏食物清单，分餐时核对餐食中是否有导致某婴幼儿过敏的食物或食材，根据清单确认后，在清单中标注"√"，再分发给婴幼儿												

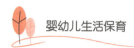

3. 注意事项

1）严格按照婴幼儿过敏清单核对婴幼儿餐食。
2）过敏的婴幼儿应单独配老师发放餐食，以免在发放过程中产生偏差。
3）要学会婴幼儿误食过敏食物，以及婴幼儿被噎时的急救方法（海姆利希急救法）。

二、组织分餐和取餐

在餐食进入班级后，保育师就要开始准备分餐和做取餐准备了。分餐时要求动作快，分量均，要根据幼儿年龄按照营养带量食谱进行首次到量分餐。

 小任务练一练

1）说一说婴幼儿易致敏的食物有哪些？
2）你觉得在托育园所葡萄可以作为每天的加餐给婴幼儿分发吗？
3）分组练习海姆利希急救法。

1. 告知主班教师准备开餐

幼儿开餐前常常为静态游戏时间，在游戏与进餐期间的过度环节中，教师要有序组织开餐前活动，减少拥挤、等待现象，三位教师配合，做到人不等饭，饭不等人。餐食进入班级教室后，保育师第一时间告知主班教师餐食已到位，可以组织开餐了。

 保育师支招

分餐环节保育师与教师的配合

餐食进入班级后，保育师要第一时间通知主班教师餐已到，可以依次、逐步分批请体弱儿、进餐速度慢、正常、肥胖儿整理手头玩具，开始盥洗。有针对性地分批分次请幼儿盥洗，避免拥挤和排队现象。主班教师自有幼儿开始盥洗时，就要立即调整站位，找到既能看到盥洗室又能看到幼儿游戏室的位置指导幼儿盥洗。如果班级三位教师都在，可分配每个房间均有一位教师。

2. 保育教师手部清洗与消毒

教师在分餐前一定再次按照七步洗手法进行手部消毒，确保手部卫生后再给幼儿分餐，保证幼儿餐食卫生。

3. 摆放餐盆（盒）

1）幼儿园餐车和分餐桌一般为长方形台面，保育师在分餐前将肉菜盆、素菜盆、主食盆、汤桶分别摆在分餐桌和餐车中。

2）如放在餐车中，第一层放肉菜盆、素菜盆和主食盆，第二层放汤桶。

3）如放在分餐桌上，根据桌面大小（可适当增加分餐桌数量），分别将所有餐盆整齐摆放好。

4. 分餐

1）分餐顺序：蔬菜—荤菜—主食—汤。米饭用勺子盛，面条、面点使用夹子。主食不能与蔬菜同时放在一个容器（盘或碗）内，两种菜要各占盘子的一半，不能混淆。盛菜应尽量多盛固体的。分发汤菜前，用菜勺搅拌各种菜肴及汤，使之混合均匀。

2）遵循人不等饭、饭不等人的原则。幼儿随来随吃，保育师可以在第一名幼儿取餐前先分出2～3份，但不能一次将所有餐食都分好。

3）公平对待，少盛多添，首次盛餐给每位幼儿的菜量应该相同，分餐量可参考表3-2-2。可根据幼儿的身体状况添加饭菜，允许幼儿少量进餐，并循序渐进地增加膳食量。

表3-2-2 幼儿分餐量参考

餐食	小班	中大班
早餐鸡蛋	每人1/2个	中大班每人1个
早餐鹌鹑蛋	小班每人2个	中大班每人3个
中餐米饭	每人米饭不少于1/2碗	每人米饭不少于2/3碗
晚餐面点	不少于每人2个	不少于每人3个

4）分餐时不得将锅或盆从幼儿头顶上过往，杜绝不安全因素。

5）刚入园的婴幼儿或者小于2岁的婴儿餐食需要单独用辅食剪剪碎，以免发生哽噎以及婴幼儿因嚼不碎不吃的情况。

6）如果有带皮、带骨和带壳的食物，托班及小班幼儿需要保育师帮助幼儿去皮拆骨，见图3-2-1。

5. 取餐

托班及小班初期：幼儿盥洗后进入教室，教师分两次拿幼儿桌面上的盘子和碗开始盛肉菜、素菜和主食（图3-2-2）。

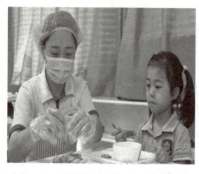
图3-2-1 保育师帮助幼儿去皮拆骨

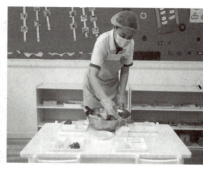
图3-2-2 保育师为幼儿进行分餐

小班中后期：保育师站在餐车（分餐桌）后开始盛饭菜，幼儿盥洗后走到餐车（分餐桌）前，分两次取走饭菜（图3-2-3）。

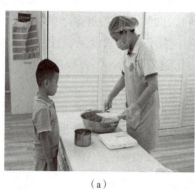
（a）

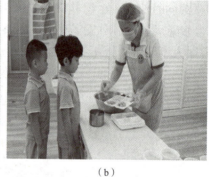
（b）

图3-2-3 保育师站在餐车后开始盛饭菜

中班：幼儿盥洗后走到餐车（分餐桌）前，尝试自主取餐，分两次取饭菜（图3-2-4）。

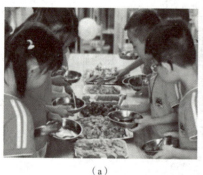
（a）

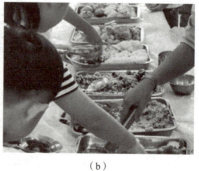
（b）

图3-2-4 中班幼儿自主取餐

大班：幼儿盥洗后走到餐车（分餐桌）前，自主分餐，自主取餐（可根据餐具大小及幼儿发展情况分两次取饭菜或一次同时取走）（图3-2-5）。

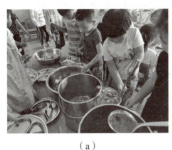
（a）
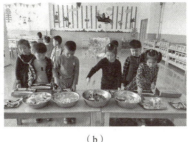
（b）
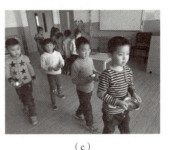
（c）

图3-2-5　大班幼儿自主取餐

保育师解读

为什么要培养幼儿自主取餐

《3-6岁儿童学习与发展指南》指出："指导幼儿学习和掌握生活自理的基本方法""提供有利于幼儿生活自理的条件"。幼儿进餐活动是幼儿园一日生活中最基本的环节之一，它重在培养幼儿良好的饮食习惯，提高其进餐能力，对幼儿健康成长起着重要的作用。在自主取餐的过程中，要帮助幼儿养成文明用餐的好习惯，培养幼儿的自主性，培养和提升幼儿的自我服务意识和能力，同时在取餐的过程中学会照顾自己，提高自我独立能力，体会到成长的自豪感，除此之外还要培养节约意识。

6. 注意事项

1）分餐过程中注意将饭、菜、肉分别放置在餐车或分餐桌上，高度适中，避免碰洒烫伤。

2）分餐前保育师要感受一下饭、菜、汤的温度，温度适宜再开始进行分餐。

3）幼儿取餐时保育师要注意培养幼儿准备取餐、取餐中、取餐后的站位和行走路线，避免交叉，防止相互拥挤碰撞。

4）保育师要提示幼儿取餐后注意走路时两手端餐盘，不拿着筷子和勺子来回走动。

5）分餐前全班保育师要关注班级幼儿中是否有过敏者，哪些食物不能吃要时时牢记在心。

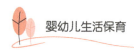

婴幼儿生活保育

> **小任务练一练**
>
> 请你尝试与小组成员模拟分餐和取餐，并从以下几个方面总结你的工作过程。
> 工作目的：_____
> 工作准备：_____
> 工作过程：_____
> 工作反思：_____
> 教师指导建议：_____

三、组织0~3岁婴幼儿进餐

1. 分小组就餐

保育师将需要喂饭和能够独立吃饭的婴幼儿分开，2岁以下的婴儿建议到单独的、不受干扰的环境中就餐。

2. 进餐照护师生比

就餐过程中师幼比例应为1：3，低月龄婴幼儿应1：2或者1：1单独看护。

3. 进餐照护方法

1）保育师坐在或蹲在婴幼儿身后，先扶着婴幼儿的惯用手，辅助婴幼儿自己拿餐具（叉子或勺子）。
2）手把手教婴幼儿体验"叉（盛）食物—送入口中—叉（盛）食物"的过程。
3）婴幼儿在刚开始使用餐具时，一般会出现"一手拿着食物，往另一手拿的叉子上叉，然后送到嘴里"这个步骤。这是婴幼儿在学习和探索使用吃饭工具，保育师不必做过多干扰，只要保证婴幼儿餐前小手洗干净了即可。

4. 注意事项

在辅助婴幼儿进食时，一定要注意婴幼儿咽下食物后，再继续辅助喂饭。

四、组织3~6岁幼儿进餐

在餐食进入班级后，保育师就要开始准备分餐和做取餐准备了。分餐时要求动作快，量适度，要根据幼儿年龄按照营养量进行首次到量分餐。

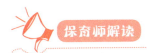

一周岁以后可以尝试引导婴幼儿自主进食

一周岁多一点儿是幼儿正式探索食物以及学习自己吃饭的最佳时期，虽然刚开始幼儿会用手抓，会把食物弄得满地都是，但通过一段时间的学习，幼儿一般能较好地用勺子进食了。

自己吃饭对幼儿来说是一种很复杂的活动，它要求幼儿的手、眼、嘴的高度协调，同时还伴随着上半身多组肌肉的配合，这些协调与配合受大脑的指挥，所以说自己吃饭是一种早期教育。当然，幼儿自己吃饭还有利于培养其不挑食、不偏食的习惯。

另外，幼儿自己吃饭是求知欲和好奇心的表现。从幼儿生理、心理发育的过程来看，幼儿在一岁以后自我意识开始萌动，会表现出较强的独立愿望，如爱说"我""我来"等字眼。他们渴望做一些事情，在学会走路的同时，他们开始学着吃饭，而且要自己拿着汤匙吃，不愿依靠大人的帮助。和走路、玩玩具一样，自己吃饭也是求知欲和好奇心的表现。正是这种求知欲和好奇心扩展了幼儿的认知范围，培养了他们的独立能力。更重要的是，幼儿通过自己的行为感到自己具备影响环境的力量，并初步品尝到成功的滋味。一般来说，发育正常的婴幼儿都可以在两岁左右学会吃饭，这是他们应该具备的生存能力。

幼儿学习吃饭的过程也是心理健康发展的重要过程，幼儿经过自己的努力吃饱了，会由此产生成就感，会帮助他长大后更自信。即使幼儿暂时没有把饭吃下去，他有了失败的体验也是好事，这样可以增强他的心理承受能力，将来更好地适应社会。

小任务练一练

今天吃饭的时候，2岁的朵朵因为不想吃西兰花，将整盆饭扣在了地上。作为保育师，看到这个情况，你会怎么引导朵朵正确表达自己？

1. 进餐行为指导

进餐坐姿：身体靠着桌边，一手扶碗，一手拿勺子或筷子，如图3-2-6所示。

进餐习惯：鼓励幼儿一口饭、一口菜搭配着吃，细嚼慢咽，先吃饭后喝汤；在进餐时不大声讲话，不东张西望。

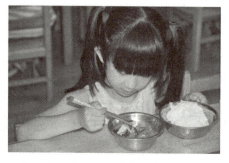

图 3-2-6　进餐坐姿

在幼儿进餐过程中，保育师应态度温和，不批评、不催促、不比赛，以免影响幼儿进餐情绪或使幼儿养成狼吞虎咽的进餐习惯。幼儿出现挑食、偏食和拒食的情况，保育师既不能简单训斥也不能随意迁就，应了解原因，采用多种形式鼓励幼儿尝试多样化的食物。

此外，保育师要指导幼儿掌握带皮、带壳、有骨头一类食物的食用方法和技巧，并将食物的皮、壳、骨头等残渣放在残渣盘中。

2. 鼓励幼儿添加饭菜

保育师在进餐时提示幼儿吃完后可以到分餐区自主添饭菜，吃多少添多少，每次可以少添一点，并鼓励幼儿将自己的那份食物吃完，养成不剩饭的习惯，节约粮食。

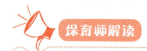

幼儿进餐时不宜吃汤泡饭

汤泡饭含水量多，幼儿吃后容易有饱腹感，每餐的摄入量相应就会减少，长此以往会影响幼儿的生长发育。

汤泡饭后，饭比较松容易吞咽，导致幼儿咀嚼不充分。食物是需要先经过牙齿的咀嚼、分泌唾液才能使淀粉酶充分发挥作用，进行初步消化，再进入胃肠。同时，咀嚼不充分会影响幼儿牙齿和颌面肌肉的生长发育，甚至会影响面部肌肉的对称和美观。

汤泡饭进入胃肠后，由于水分较多，会稀释胃液，从而影响食物的消化吸收，长期也会导致胃病。

幼儿在食用汤泡饭时，米饭粒很容易随汤汁呛入气管，造成危险。

 保育师支招

如何面对挑食的幼儿

1）积极鼓励，耐心引导。例如，可以利用常见的小动物的故事，引导幼儿爱上吃蔬菜。

2）逐渐加量，转移注意力。有的幼儿从小就不喜欢吃某种食物，让他们立即

项目三 婴幼儿进餐保育

喜欢吃不太可能，可以逐渐加量，让幼儿尝试一点点，尝试后要及时给予表扬和鼓励，再慢慢加量。

　　3）开展相关的主题教育活动或者结合绘本故事，在日常教学中帮助幼儿克服挑食偏食的习惯。

　　4）家园共育。教师应与家长及时反馈幼儿的进餐情况，与家长配合，共同帮助幼儿养成良好的饮食习惯。

3. 特殊儿进餐保育

对于肥胖儿要做到如下几点。

1）调节进餐顺序，先喝汤，再吃蔬菜、荤菜和主食。

2）控制进食速度，鼓励幼儿细嚼慢咽。

3）控制进食量。控制进食量要逐步依次进行，不可限制过严。可以先从主食减起，米饭、面条、馒头等主食按照1/4、1/3、1/2依次逐次减少。开始时可在原来食量的基础上减少1/5～1/4，让孩子感到不饿就可以，以后可以在此基础上逐步减少食量。

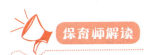

婴幼儿肥胖对身心健康的危害

　　肥胖对婴幼儿身体健康的危害是巨大的。肥胖会引起婴幼儿高血脂、高血压、高胰岛素血症、脂肪肝等。肥胖会使胸壁脂肪堆积，压迫胸廓扩张受限，影响肺通气功能，使呼吸道抵抗力降低，易患呼吸道疾病。同时，皮下脂肪的堆积会给下肢造成过大的压力，使婴幼儿行动不便，容易产生疲劳，进而引发关节炎、静脉曲张、扁平足等疾病。肥胖还会导致血流速度慢、脑供血不足，使婴幼儿思维迟钝、记忆力差，影响智力的发展。

　　肥胖同样会危害婴幼儿的心理健康。肥胖儿和正常的婴幼儿相比，活动能力较弱，动作笨拙不灵活，协调性相对较差，在生活中易受到同伴的嘲笑和歧视而产生自卑心理，长期会影响婴幼儿的心理健康发展。

对于体弱儿要做到如下几点。

1）先安排体弱儿进餐，饭菜少盛多添。

2）用亲切的语言鼓励幼儿多吃一点，适当时可以辅助喂几口。

3）了解幼儿的进食量、进食速度和饮食偏好，家园配合，根据体弱儿的需求安排膳食，循序渐进地提高其食欲。

4）让体弱儿与食欲好、食量大的幼儿或成人同桌进餐，使其受到感染，可增加进食量。

4. 注意事项

1）进餐中保育师要观察幼儿是否有狼吞虎咽的现象，如有，保育师要提示幼儿慢点吃，避免噎到。

2）吃排骨、鸡翅的过程中，保育师要引导幼儿注意将骨头吐出来，避免卡到。

3）进餐中幼儿有添饭情况时，保育师要叮嘱幼儿添饭时要将勺子和筷子放在桌面的盘子或碗上，避免在取餐过程中扎到。

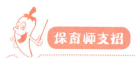

海姆立克急救法（海姆利希手法）

如婴幼儿发生哽噎，让婴幼儿上身略向前倾，大人用双臂从身后将宝宝拦腰抱住，同时右手握拳，左手则按压在右拳上，两个大拇指顶住胃（图3-2-7），猛烈而迅速地往上顶。图3-2-8为施救按压位置和施救者握拳法。

体重较轻的小儿窒息者可以抱在怀中施救（图3-2-9），或者使患儿平卧，面向上，躺在坚硬的地面或床板上，抢救者跪下或立于其足侧，或取坐位，并使患儿骑在抢救者的两大腿上，面朝前。抢救者以两手的中指或食指，放在患儿胸廓下和脐上的腹部，如图3-2-9所示，快速向上重击压迫，但要注意节奏和力道，重复之，直至异物排出。注意要让孩子的头偏向一侧，防止异物排出后再次被吸入气管。

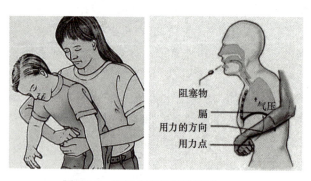

图3-2-7 海姆立克急救法图示

项目三 婴幼儿进餐保育

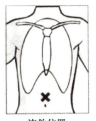
施救位置

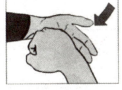
施救者握拳法

图3-2-8 施救按压位置和施救方法

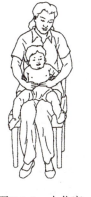
图3-2-9 小儿窒息者抱在怀中施救

微课 婴幼儿海姆立克急救法

 小任务练一练

丁丁老师在小朋友吃饭的时候,为了鼓励孩子们吃多一些,吃饭不拖沓,就说:"我们来赛一赛,看谁吃得快","吃得快的小朋友可以拿到一个小红花。"你认为丁丁老师的做法对吗?为什么?如果你是老师,面对吃得慢的小朋友,你会怎么做呢?

🌳 **内容拓展**

幼儿在进餐过程中,保育师和教师都应关注幼儿的进食量、进食速度、饮食偏好和进餐行为习惯,将这些问题进行简单的记录,对个别幼儿进行有针对性的帮助和指导,在家长工作和日常教学活动中渗透食育的内容。

1)开展与食物相关的主题活动,如《美食王国》《食物变变变》《食物总动员》等,在主题活动中帮助幼儿养成良好的进餐习惯。

2)通过故事、绘本和戏剧表演等开展食育活动。绘本资源可以选《小身体大学问:我为什么要好好吃饭》《我绝对绝对不吃番茄》《弗朗西斯和面包抹果酱》《我不挑食》《汉堡男孩》《胖国王与瘦皇后》《蔬菜蔬菜,切一切》《小饭团,滚一滚》《水果水果,咬一口》《干杯!咕嘟咕嘟》《鸡蛋敲一敲》《各式各样的面包》《大自然中的美食》《妈妈,买绿豆》等。

3)带领幼儿亲手制作美食、种植水果蔬菜等,让幼儿在亲身体验中增进对食物的感情,体会食物的来之不易。

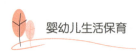

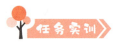

你将在实训/实习中参与进餐时的保育工作，总结进餐时保育工作的内容和感悟，并填写表3-2-3所示的评估表。

表3-2-3　进餐时保育工作评估表

内容	标准	是	否	评价及建议
核对婴幼儿服药单	能够准确引导家长填写服药单			
	餐前1 h核对服药单			
	准确按照服药单内容取出准确类别以及剂量的药品			
	能用多种方法引导婴幼儿服药			
核对婴幼儿过敏清单	能够准确制定婴幼儿过敏清单			
	分餐前核对婴幼儿过敏清单			
	根据婴幼儿过敏清单内容准确发放易过敏婴幼儿的餐食			
	发放餐食时再次核对，核对无误后在清单上标记			
	掌握婴幼儿误食致敏物的急救方法			
组织分餐和取餐	分餐前洗手			
	正确摆放餐盆			
	依据不同年龄阶段进行分餐、取餐：托班及小班初期教师分餐送餐；小班中后期自主取餐；中大班自主分餐和取餐			
组织0~3岁婴幼儿进餐	根据婴幼儿的年龄、吃饭情况进行合理高效分组			
	引导婴幼儿进餐时有有效的话术和方法			
	能够很好地引导婴幼儿表达自己"还需要"或则"不喜欢"			
	能够根据婴幼儿食量判断婴幼儿是否吃饱			
组织3~6岁幼儿进餐	指导幼儿进餐坐姿			
	鼓励幼儿一口饭、一口菜搭配着吃			
	在进餐中渗透节约意识			
	对挑食偏食幼儿耐心指导			
	对肥胖儿、体弱儿有针对性指导			
进餐保育的工作反思				

注：表中最后一行由学生填写，其他部分由教师或实习指导教师观察后填写。

1. 进餐中保育都有哪些任务。
2. 请说明核对婴幼儿服药单和过敏清单的步骤。

3. 如何按照婴幼儿的年龄阶段分组就餐。
4. 如何教婴幼儿使用餐具。
5. 什么是海姆立克急救法。
6. 经常引起婴幼儿过敏的食物有哪些。托幼园所应该采取哪些步骤保证婴幼儿不会误食。
7. 垃圾分类对于儿童的意义。哪些属于厨余垃圾。

任务三　婴幼儿进餐后保育

微课　婴幼儿进餐后保育工作情境

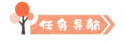

幼儿进餐完毕后，安安老师会提醒幼儿送回餐具，请幼儿分类摆放餐具，指导幼儿擦嘴、洗手和漱口。主班老师会组织进餐完的幼儿安静活动，有序地等待还没进餐完的幼儿。安安老师耐心地引导吃得慢的幼儿，不催促，不批评。全部幼儿结束进餐后，主班老师会带着幼儿进行餐后散步。当所有幼儿都离开进餐区域时，安安老师会整理和清洁桌面、地面，清洗幼儿的餐勺、筷子和餐巾，餐具收拾好后送回食堂清洗和消毒。

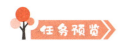

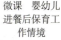

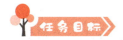

※ 知识目标
1）知道餐后保育的工作内容及细则。
2）明确餐后保育工作的安全规范。

※ 能力目标
1）能够模拟餐后的卫生整理的规范操作。
2）能在幼儿园或实训环境中基本完成进餐后的保育工作。
3）能够根据幼儿的年龄阶段进行餐后卫生指导。

※ 思政和素养目标
1）体会科学的餐后保育工作的重要性。
2）锻炼合理安排工作的意识，提升工作效率。

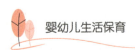

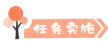

一、指导幼儿餐后整理

微课 婴幼儿
进餐后保育

1. 指导幼儿整理餐具和餐桌

幼儿饭后，保育师需要指导幼儿送餐具并清理桌面。如果幼儿餐盘或饭碗中有骨头、鸡蛋壳等残渣，需要将残渣倒入桌上的残渣盘中；3岁以下婴幼儿需要将自己的围兜放到指定区域。

请幼儿将自己的饭碗放在餐盘上，勺子放在碗中，筷子放在餐盘边缘。

指导幼儿用餐桌上的小抹布把自己吃饭区域桌面上的残渣抹入残渣盘中，将餐具送回。幼儿在送餐具时，请幼儿按类别轻轻摆放，不挤不抢，懂得谦让。

保育师根据收拾餐盘的场景，规划好"用过围兜存放区""用过餐具存放区""用过餐盘存放区""食物垃圾桶"，并做好标志和图示，张贴于这几个区域。

 保育师解读

送餐具中的数学教育与秩序感的培养

幼儿从入园开始会逐步养成餐后自己送回餐具的好习惯。每个幼儿的餐具分为餐盘、汤碗、勺子或者筷子几种不同的类型。幼儿送回餐具时，老师都会让幼儿分门别类、分开放置。孩子们需要根据老师把每种餐具放置的位置，来归位自己的餐具。餐盘、汤碗、勺子各有自己的"家"。这里就涉及数学中的分类和集合的概念，同时，有类别的放置和收纳物品也能够培养幼儿的秩序感。

在放置汤碗时，保育师会请幼儿把5个汤碗摆成一摞儿，这就牵扯到计数问题了。有时候我们会看到一个孩子在餐车旁认真地在数一摞儿碗的个数，然后判定自己的碗是需要另起一摞儿放置，还是就放在这摞儿碗上。

 保育师支招

餐后整理，学会垃圾分类

垃圾分类是一个重要课题，让幼儿从日常生活和学习中了解垃圾分类的意义和重要性，有助于幼儿建立公共道德、环境保护意识，树立可持续发展的世界观和价值观。

项目三 婴幼儿进餐保育

在进餐环节，幼儿需要了解什么是厨余垃圾。厨余垃圾是指居民日常生活及食品加工、饮食服务、单位供餐等活动中产生的垃圾。厨余垃圾主要包括丢弃不用的菜叶、剩菜、剩饭、果皮、蛋壳、骨头等。

2. 指导幼儿擦嘴

为了使幼儿保持良好的个人卫生，餐后保育师要指导幼儿先擦嘴再漱口。擦嘴既可以用一次性餐巾纸也可以用能重复使用的餐巾。如果使用餐巾纸，保育师要提前将餐巾纸裁剪成适宜幼儿使用的大小，放在固定的位置，供幼儿自取。擦嘴时，幼儿应双手捧住餐巾或餐巾纸，放在嘴唇上，双手推动餐巾或餐巾纸，从嘴角两边向中间擦，擦完一次后，对折，再擦一次，最后将手擦干净。擦过的餐巾放在指定的地方待洗，餐巾纸放入垃圾桶中。

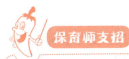

幼儿不会擦嘴怎么办

刚刚入园的幼儿不会擦嘴，教师可以将擦嘴的步骤和方法编成小儿歌，帮助幼儿掌握正确的擦嘴方法，如下面的儿歌。

餐巾纸手中拿，两边往中擦嘴巴，折成一个小方块，再来擦擦小嘴巴，手心手背别忘擦。

3. 指导幼儿漱口

饭后漱口有利于及时清除口腔中的食物残渣，保持口腔健康。保育师需要指导幼儿正确漱口，保护牙齿和口腔的健康。

1）确认幼儿咽下最后一口饭菜，口腔内没有饭菜。
2）指导幼儿使用小水杯接半杯水。
3）用嘴含一口水，闭口，用力鼓起腮帮子，使水在口中咕噜咕噜几下，利用水的冲力，反复冲洗整个口腔，片刻后再吐出水。
4）根据引导刷牙或者漱口。0～3岁婴幼儿建议用自己的吸管杯漱口，不要单独准备杯子，以免产生混用或者因消毒、存放不到位带来的一系列影响。

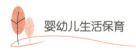

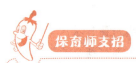

怎样引导幼儿正确漱口

1）漱口时，幼儿常常不小心将水吐到水池外或镜子上，保育师可引导幼儿玩"滋水枪"的游戏，告诉幼儿："小嘴就像滋水枪，滋水时一定要先对准水池，然后再发射。"

2）当幼儿出现马虎、不认真漱口的情况时，保育师可以引导幼儿做个小实验，将漱完口的水储存在透明的玻璃瓶中，使幼儿亲眼看到水中的食物残渣，认识到不认真漱口对牙齿的危害。对小班幼儿，保育师还可以用拟人化的口吻，引导幼儿当鱼宝宝，小鱼最喜欢吐泡泡的游戏，每回都要吐三次泡泡。

4. 注意事项

1）食物垃圾桶口径可以尽量大，避免婴幼儿在倾倒食物残渣时洒到垃圾桶外。不要用结构复杂的垃圾桶，如按压、感应垃圾桶，以免开盖弄伤婴幼儿。

2）教会婴幼儿正确使用餐具，不要用餐具比划或当玩具，以免弄伤自己或别的小朋友。

3）引导婴幼儿轻拿轻放餐具，禁止抛扔餐具或者食物。

4）确保幼儿在漱口时嘴里没有饭菜，以免幼儿在漱口时呛到。

小任务练一练

每天吃完饭我都会提醒小朋友们去漱口，然而小班的小朋友对于漱口并不是很了解，往往随便一吐甚至不漱口。那天午饭时间吃饭最快的佳佳走到我的面前问我："卢老师我要怎样漱口呀？我有点不会。""我会！我会！哈哈！佳佳漱口都不会羞羞羞。"我耳边不时传来小朋友们各种各样的回答。我也认真地看着她，回答说："漱口啊，漱口就是这样的。"接着我夸张地做出喝水、咕噜咕噜漱口、吐水的动作。当我一系列的动作做完，身边已经围了许多的小朋友了，看后就走开去漱口去了。我也没仔细观察他们的漱口情况，只是帮助吃饭较慢的小朋友，当所有的孩子都吃完饭后，我去整理漱口桶时，吓了一跳，桶中到处都是饭和菜。

请你帮助案例中的保育师想想解决的策略吧。

项目三 婴幼儿进餐保育

二、餐后卫生整理

微课 餐后卫生
整理工作内容

餐后的卫生打扫主要由保育师负责，一位老师可以协助。餐后打扫卫生，必须等最后一个幼儿吃完后再进行，保证幼儿有充足的时间进餐，保育师切勿因要清洁卫生而催促幼儿进餐。

餐桌卫生整理步骤如下：①将每桌残渣盘里的食物残渣倒入事先准备好的容器中；②用抹布先清理一遍桌面上的残渣后，把残渣都拢入残渣容器中；③使用清水抹干净桌面。油腻餐桌可以在抹布上滴少许洗洁精抹一遍桌面和桌边，最后再用清水抹一遍。图 3-3-1 为保育师在清理桌子和椅子。

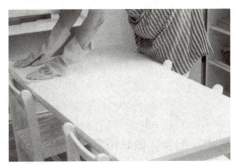 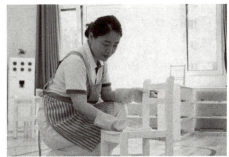

图 3-3-1 餐后清洁与整理

地面一定要先扫再拖。清扫干净幼儿掉落的食物残渣后，再用清水拖地，最后需要用干的拖布再拖一遍。

餐具由保育师整理好后直接送食堂清洁和消毒，其中幼儿使用过的勺子、筷子、餐巾由保育师在班里清洗后送食堂消毒。

餐后清理地面一定在所有幼儿离开用餐区时再进行，防止幼儿滑倒。

保育师支招

米饭黏在地板上怎么清理

幼儿在吃米饭时经常会掉落米饭粒，饭后幼儿送餐具或餐后活动时难免会踩到饭渣。米饭渣黏贴在地板上不好清扫，这时在拖布上倒少许洗洁精擦拭即可。需要注意的是，洗洁精非常滑，擦拭完后要用清水擦干净。如果地面上的洗洁精未处理干净，就容易造成幼儿滑倒等事故；洗洁精残留在地面上也会发黏，造成不好清理的污垢。

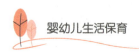
婴幼儿生活保育

小任务练一练

请你尝试清洁和消毒幼儿餐后的地面,并从以下几个方面总结你的工作过程。

工作目的:_____

工作准备:_____

工作过程:_____
_____

工作反思:_____
_____
_____

教师指导建议:_____

内容拓展

在进餐后的工作中,保育师和主班教师要相互配合,做好用餐中和用餐后幼儿的合理安排,保证所有幼儿都在教师的视线中。

(一)餐后活动衔接

为了妥善合理地安排用餐中和用餐完毕幼儿的两个交叉时间点的管理,可以一位老师管理用餐中的幼儿,另一位老师管理用餐后的幼儿,做到两头兼顾、轻松有序、有条不紊。幼儿吃完饭,洗漱完毕后,可搬好自己的小椅子坐到活动室一边玩耍或在封闭走廊里散步,春秋天可坐在户外,最好不坐在活动室里,以免影响未吃完饭幼儿的情绪。

(二)餐后活动

三餐两点前、后过渡环节一般保持安静、不过于兴奋就可以了。这里分别按"三餐后"进行一下简要说明。

早餐后:幼儿以自选游戏区域活动为主,教师不用有计划地设置餐后的安静活动。

午餐后:幼儿以餐后散步为主,为午睡做基础,进餐快的幼儿自主、安静地活动。教师要注意观察,及时处理偶发事件,渗透教育,确保活动有序、安静、安全。户外散步也要做到以静为主,结合天气、季节的变化灵活安排。如随着季节变化有目的地看看景物,感受景象的变化,更能陶冶情操。

晚餐后:幼儿按离园过渡环节进行活动即可(参考离园过渡环节)。

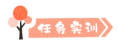 任务实训

你将在实训/实习中参与进餐前的保育工作,总结进餐前保育工作的内容和感悟。表3-3-1为进餐后保育工作评估表。

表3-3-1 进餐后保育工作评估表

内容	标准	是	否	评价及建议
指导幼儿餐后整理	指导幼儿倒食物残渣			
	指导幼儿清理自己的桌面			
	准备好各类餐具放置的位置			
	指导幼儿按类别放置餐具			
	指导幼儿饭后擦嘴			
	指导幼儿正确漱口			
	关注和引导不擦嘴不漱口的幼儿			
餐后卫生整理	按要求清洁桌面,做到桌面干净不油腻			
	按要求清理地板,使地板无残渣、不油腻、不湿滑			
	清理幼儿的餐勺、筷子			
	将餐具送入食堂清洁和消毒			
进餐后保育工作的反思				

注:表中最后一行由学生填写,其他部分由教师或实习指导教师观察后填写。

 任务总结与反思

1. 进餐后保育师都有哪些工作。
2. 请说出幼儿整理餐桌的步骤。
3. 如何指导幼儿漱口。
4. 教师在分餐具时应注意什么。
5. 餐后的桌面如何清理。
6. 为什么教师要带幼儿进行餐后活动。

项目四 婴幼儿盥洗保育

盥洗环节是幼儿园生活的过渡性环节。盥洗不仅能使幼儿皮肤保持清洁和健康,同时还能让幼儿养成讲卫生的好习惯,提升幼儿生活自理能力。幼儿园的盥洗环节包括洗手、洗脸、刷牙、漱口等活动。因此,如何为幼儿创设一个良好的盥洗环境,如何促进幼儿更加科学合理地进行盥洗,是保教工作者重要的工作内容。

任务一 婴幼儿盥洗前保育

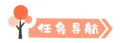

安安老师是幼儿园生活小班的保育师。幼儿的入园时间是7:30~8:00。在每日幼儿还没有进入班级前,安安老师就开始整理幼儿盥洗室,如开窗通风,擦洗水池台面、卫生间地面、卫生间门、窗、镜子以及盥洗室物品的摆放、消毒工作。7:30~7:45安安老师开始准备清洁用具,进行水池及幼儿马桶的消毒,保证消毒液在地面停留10 min,将幼儿使用的毛巾、漱口杯整齐摆放。待收整完毕后,保育师确保盥洗室地面干净无水渍后便可以进行下一项工作,如教室地面清洁整理、餐具整理等。

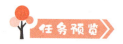

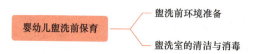

婴幼儿盥洗前保育 —— 盥洗前环境准备
婴幼儿盥洗前保育 —— 盥洗室的清洁与消毒

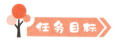

※知识目标
1)知道盥洗前环境创设的主要内容及细则。
2)了解科学的盥洗环节组织工作的方法。
※能力目标
1)能够掌握盥洗室用品的摆放和消毒方法。
2)能够在幼儿园或实训环境中基本完成盥洗前保育工作。

3）能够根据幼儿的特点进行盥洗环节的指导。

※思政和素养目标
1）培养卫生消毒意识与工作责任感。
2）感受盥洗前保育工作的重要性，有效促进幼儿健康发展。

微课 盥洗前
环境准备工作

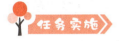

一、盥洗前环境准备

在幼儿入园的前 20 min，保育师就要开始做盥洗环境的准备了。良好的盥洗环境是保证幼儿进行盥洗活动的前提。《幼儿园工作规程》明确指出："创设与教育相适应的良好环境，为幼儿提供活动和表现能力的机会与条件。"所以，我们要注重环境对于幼儿的影响，那么如何为幼儿创设一个良好的盥洗环境呢？

1. 规范着装

1）保育师要穿好围裙，戴好帽子口罩，手部佩戴盥洗室专用的胶皮手套。
2）保育师的口罩应该及时更换，帽子和围裙需要定期清洗，保持其清洁卫生。原则上，保育师的口罩要每日更换，但可根据情况随时调整。

2. 创设整洁、卫生、安全、舒适的盥洗环境

幼儿盥洗的空间需要良好的通风。在每日盥洗室环境准备工作中，保育师要记得开窗通风，使室内空气清新。保育师要根据气候及风力大小，掌握好开窗的大小和通风时间。冬季一般开窗通风 10～15 min，室内温度保持在 18～22 ℃。夏季一般执行全天通风制度，使用空调的房间应达到每半日通风一次，通风时间一般为 10～15 min，室内温度以不超过 28 ℃ 为宜。教室内要悬挂温湿度计，根据温度调整空调及使用加湿器。

3. 规划盥洗区域，合理摆放清洁用品

1）规划、协调好盥洗环节和如厕环节的空间布置，避免出现空间上的拥挤，可分组组织幼儿进入盥洗室。
2）保育师要关注靠近水源的地区，以免水洒在地面不能及时清理，造成幼儿滑倒。
3）规划幼儿盥洗、如厕、漱口、抹油的路线，幼儿的活动路线要方便且合理，路线为单向行驶路线，以免出现幼儿相撞等情况。
4）保育师应将清洁用品有序摆放，如 84 消毒液、洗涤剂、洗衣粉等物品要放在幼儿摸不到的地方，纸巾、一次性口罩、头套等常用物品放置在固定位置，盥洗室专用毛巾、橡胶手套、拖把放置在固定的角落，在确保幼儿安全的前提下，还要确保美观。

保育师解读

物品的设置高度要适宜

1）幼儿洗手池的高度要根据孩子的年龄特点、身高设计，避免孩子够不到水龙头。

2）墙面小镜子的设置应该符合幼儿的身高，使幼儿站在洗手台前便可以看清楚自己的面部。

3）物品摆放高度要适宜，方便幼儿取用。

4. 提供便于幼儿取放且数量充足的盥洗用品

1）幼儿毛巾悬挂的位置应放在幼儿随手可以取到的地方。要注意两条毛巾摆放的间隔要保持在10～15 cm，避免出现交叉感染。当班级中有幼儿出现易感染、易传染的疾病时，应将这个小朋友的毛巾进行隔离，即在盥洗室还应有可以摆放隔离毛巾的地方。图4-1-1为盥洗室摆放示例图。

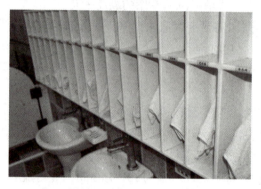

图4-1-1　盥洗室摆放示例图

2）幼儿香皂、纸巾等幼儿盥洗时所需的物品均放置在幼儿方便取放的位置。

3）物品选取要适宜，不宜选用成人用品，不含有酒精激素等刺激物品。香皂或洗手液要选用天然纯植物的，对幼儿皮肤无刺激。

5. 注意事项

1）在幼儿进入盥洗区域后，需要检查幼儿用品的数量是否齐全或者盥洗室是否有未收拾的消毒用品，如有需要及时清理。

2）提醒幼儿节约用水，珍惜水资源。

3）盥洗室中每两个水龙头中间都要放置香皂或洗手液（纯天然植物，对皮肤无害）。

4）提醒幼儿在盥洗室不嬉戏打闹，避免出现磕碰伤。

5）关注盥洗室地面是否湿滑，盥洗室最好配置吸水拖把。否则，如果幼儿洗手时水落在地上，不及时清理的话，就会出现安全隐患。

项目四 婴幼儿盥洗保育

> **保育师解读**
>
> 1）目前托幼机构中盥洗室没有安装摄像头,所有保育师在盥洗室一定要多关注幼儿。
> 2）在保证幼儿安全的同时,让幼儿能够自然地从教育活动过渡到盥洗环节,或从盥洗活动过渡到其他环节,避免出现安排不当造成的安全隐患。
> 3）根据班级幼儿人数,合理安排盥洗环节的流程,确保幼儿有秩序地开展盥洗活动。
> 4）了解幼儿的盥洗习惯,提供个别化的指导。

二、盥洗室的清洁与消毒

微课 盥洗室清洁消毒工作

幼儿园盥洗室的清洁、消毒工作是减少幼儿疾病发生和防止传染病的有效措施,是保证幼儿在整洁、舒适、安全的环境中进行盥洗的必要条件,同时也是有效促进幼儿健康成长的重要工作内容之一。

1. 准备清洁用品

容器：备好专用消毒水盆、清洁水盆,盆上标有"清"和"消"的字样；准备1000 mL量杯,便于配兑消毒液。

抹布：准备6块抹布,保育师应对这6块抹布做好区分,如卫生间物表3块——清洁2块,消毒1块（吊柜、置物架、洗手台、水龙头、窗台等物表）、坐便器3块——清洁2块,消毒1块（马桶盖及马桶外壁）。抹布可以使用不同的颜色区分,或者在放置抹布的区域做好标签。注意"消毒"毛巾是不带颜色的,以免消毒水使其变色（必须提供白色消毒抹布）。

盥洗室消毒橡胶手套、清洁手套：需提供耐用加长橡胶手套或者家用洗衣洗碗胶皮手套,如图4-1-2所示。

拖把：拖把是前一个工作日清洗消毒控水后半干的。每日拖地后地板基本不残留水渍,使用后的拖把及时清洗悬挂控水或晾晒。盥洗室拖把要准备两个,便池区域和其他区域要各备一把,两个拖把不能混用。

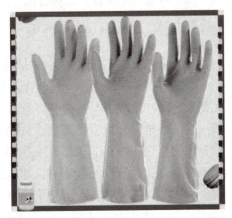

图4-1-2 盥洗室消毒橡胶手套、清洁手套

81

2. "清—消—清"程序

第一步：用清水抹布1擦拭。这一步主要是进行基础的清洁，盥洗室的所有用品都是幼儿经常用的，因此在幼儿进入盥洗室时，所有的物品都有不同程度的脏污。为保证幼儿盥洗时的卫生与安全，保育师应确保清洁所有物品。

第二步：使用已浸入消毒液的抹布，拧干后擦拭物品，消毒液在物品上的停留时间为 10 min。

第三步：使用清洁抹布2清洁消毒液，确保幼儿盥洗时用到的每一个物品都清洁卫生，不残留消毒液。

> 所有物品的消毒均使用滞留擦拭法（同餐桌的消毒方法），消毒液需要在物品表面滞留一段时间，才能够有效地对物品上的细菌进行化学消毒。消毒完后，一定要用清水擦干净，因为消毒液很多都有腐蚀性或者毒性，如果幼儿误触会损伤皮肤，误食会损伤胃黏膜。此外，消毒液如果清理不干净，也会腐蚀物品，如木制的柜子、毛巾架等。

3. 擦拭方法

清洁时，抹布湿度要适中，以不滴水为宜。将抹布对折后再次进行对折，使之成为长方形，双手扶着毛巾上下滑动并排擦拭物品及物品边缘，一般采用"几"字形擦拭法。擦拭时物品上不能有未擦过的空隙面，擦拭后将物品边缘沿逆时针方向擦拭一次。

4. 清洁消毒具体方法

（1）水池（池子、水龙头）、幼儿镜子清洁与消毒

盥洗室要确保洗手池干燥、无污物、无异味，确保盥洗室幼儿镜子干燥、无水迹、无刮痕、干净明亮。具体操作流程如下：①保育师先将水池内的污物清理干净；②用清水冲洗手池，并取百洁布蘸少许去污粉或者洗涤剂擦拭水池，将水池中的油渍、水渍、污物清理干净；③用蘸有去污粉或洗涤剂的百洁布擦拭水龙头、水管及水龙头和水池接口部位；④利用清水冲洗水龙头及水池、台面，使水池表面光滑、干净、无污物、无水渍、无异味；⑤清洗干净百洁布，把干净的百洁布放回原来的位置；⑥取干净的抹布，将水池、水管、台面擦拭干净，并将抹布清洗后放回固定位置；⑦取擦拭镜子的专用抹布，浸水，使抹布保持半干状态，擦拭2~4次，使之无水迹、无刮痕、

干净明亮。

（2）便池的清洁与消毒

在日常活动中要指导幼儿如厕后及时冲厕，帮助幼儿养成讲卫生的良好习惯。便池的清洁消毒具体操作流程如下：①带上橡胶手套，用洁厕灵将便池底部、拐角、下水口、池壁冲刷，保持便池的清洁、无尿碱、无臭味，注意拐角处的污渍清洗；②使用浓度为400～700 mg/L的84消毒液浸泡便池或者便盆，如果是马桶，则要用毛巾蘸取调试好的消毒水擦拭马桶周边、马桶垫、马桶壁，确保马桶及便池干净、无污渍；③用清水冲刷消毒过的便池或者马桶，避免消毒液腐蚀幼儿皮肤；④用清水毛巾擦拭马桶外壁、马桶垫、马桶外侧等直接接触婴幼儿皮肤的地方；⑤用半干的毛巾擦拭冲水开关和冲水管，保持清洁、光亮卫生；⑥先用湿抹布擦拭卫生间便池中间的挡板，呈"几"字形擦拭，再用干净的抹布擦拭干净、干燥。

（3）盥洗室门框、墙壁的清洁与消毒

盥洗室门框及墙壁要确保每天清洁一次，保持干净，确保无污迹、无幼儿手印。具体的操作流程如下：①选用干净的半干抹布，按照从上到下的原则擦拭门框及门边角，门主体部分及门的正反面，如图4-1-3所示；②用洁净的湿抹布擦拭门把手，如果遇到特别难清理的污渍，可以用洗涤剂或去污粉进行清洁，最后用干抹布擦拭门把手；③按照从上到下的原则擦拭盥洗室墙壁，做到无污渍、干净明亮，如图4-1-4所示。

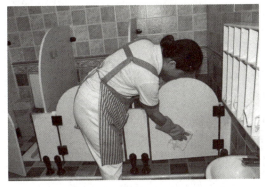

图4-1-3　擦拭盥洗室门

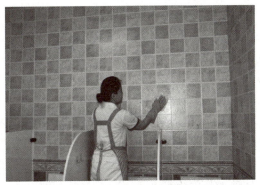

图4-1-4　擦拭盥洗室墙壁

（4）盥洗室地面的清洁与消毒

盥洗室的地面应该保持干净整洁、无水渍。保育师每天要进行三次清洁消毒，即早中晚各一次，其余的时间要根据情况随时清洁整理。盥洗室地面具体的清洁与消毒操作流程如下。

1）用扫把清洁地面的垃圾及污渍，将地面清洁干净，便池旁边、水池旁边、地面死角处等都要进行清扫。

2）用1∶100的84消毒液浸泡拖把，半干后再次擦拭地板。图4-1-5为配备消毒液示例图。

3）用清水冲洗拖把，并用半干的拖布擦拭地面2～3次，直至地面无水渍、无积水。

4）拖布冲洗干净后放回原处，并将拖布池整理干净。

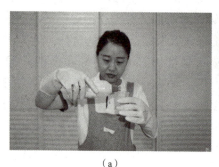
（a）

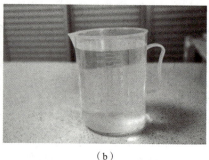
（b）

图4-1-5　配备消毒液

（5）幼儿毛巾清洁消毒

幼儿的毛巾需要定期清洁与消毒，具体清洁与消毒操作流程如下：①先用清水浸泡清洗一遍；②将毛巾浸泡于洗衣粉水中20 min左右；③认真搓洗，个别脏的毛巾用肥皂单独搓洗；④漂洗干净；⑤用配好的消毒液浸泡5～10 min，然后用流动清水冲洗干净；⑥在阳光下暴晒。

微课　幼儿毛巾清洁消毒

（6）紫外线灯管消毒

1）每周一次紫外线灯管消毒。

2）紫外线灯管消毒时间为晚5:30～6:30，消毒必须在无人情况下进行，避免紫外线灼伤人的眼睛、皮肤。

微课　紫外线灯管消毒

3）消毒后开窗通风，驱散残留臭氧后才可进入室内。

（7）排泄物、呕吐物的清洁消毒

若幼儿不慎将排泄物或呕吐物排在地面上，保育师需要对其进行清洁和消毒，具体的操作流程如下。

1）混合漂白粉消毒2 h。含水量较少的污物用10%～20%漂白粉干粉2份＋污物1份消毒；含水量较多的污物用漂白粉干粉1份＋污物4份消毒。

2）盛呕吐物和排泄物的容器，要用高效消毒片（2片/500 cc）消毒剂浸泡30～60 min，消毒后要用清水冲净以防腐蚀。

3）消毒剂要使用有消毒卫生许可证书的产品，并严格按照所附说明书要求配制使用。

5. 消毒记录

盥洗室全部清洁消毒完后，保育师要填写盥洗室清洁消毒记录表，如表4-1-1所示。

项目四 婴幼儿盥洗保育

表 4-1-1 盥洗室清洁消毒记录表

班级：				保育师：						日期： 年 月			
	84消毒液								紫外线消毒	开窗通风			
	1∶200						1∶100						
日期	餐巾	毛巾	抹布	门把手	水龙头	托鞋	厕所地面	便池	拖把	空气消毒	上午	中午	下午	保育师签字

注：1）日晒或紫外线消毒不少于40 min；开窗通风时间根据天气变化而定，但是不少于15 min。

2）图书、不可清洗的玩具每周日晒或紫外线消毒一次；空气用紫外线消毒灯每周消毒一次；被褥每两周带回家清洗一次，每两周日晒一次。

 实践小经验

在做好其他物品清洁消毒的同时，还要确保扫把、簸箕、垃圾桶是干净无污物的。
1）每日用清水冲净。
2）每周至少两次用抹布擦拭干净盥洗室垃圾桶。

6. 注意事项

1）严格佩戴盥洗室专用橡胶手套。消毒液具有一定的腐蚀性，佩戴手套能够保证保育师皮肤不被消毒液侵蚀。同时，保育师若未戴手套，一旦手接触消毒液，消毒液会被污染不能再使用，需重新配置。

2）消毒剂以及配置好的消毒液，要放在幼儿拿不到的地方，谨防幼儿接触发生事故。

3）第三遍清洁要做到位，不能有残留消毒液，尤其是幼儿洗手池、镜子、毛巾架等幼儿经常触摸到的地方。

婴幼儿生活保育

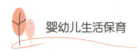

在婴幼儿入园前的保育工作中，盥洗室的环境准备和物品清洁、消毒是非常重要的，也是保育师重要的任务之一，除了对盥洗室的环境进行清洁消毒，还要对盥洗室物品进行消毒，为幼儿创造舒适、和谐的盥洗环境，帮助婴幼儿更安全地进入盥洗室，进行盥洗环节。

注意：在进行盥洗前的准备时，保育师要根据婴幼儿入园的出勤情况进行盥洗物品的准备，环境的清洁消毒，一定切记消毒水的配备比例以及物品摆设的要求，使婴幼儿养成良好的盥洗习惯。

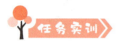

1）小组合作模拟幼儿园盥洗室清洁消毒工作，并将操作过程拍摄下来。请以图文形式总结模拟工作的内容和感悟。

2）请选择所在地区的1个幼儿园或托育机构，按要求完成以下调研实践任务，如表4-1-2所示。形式仅供参考。

表4-1-2　任务实训调研表

实践主题	幼儿园盥洗室清洁消毒工作
实践目标	能够知道盥洗室清洁消毒工作制定的原则和具体实施方法
实践任务描述	实地调研你所在地区的一家幼儿园，了解盥洗室的清洁消毒制度、清洁消毒方法
评估内容	提供以下材料：①与实践调研相关的2～5张图片或1～2个视频资料；②1份实践调研记录；③1份实践练习任务单
评估标准	
调研机构名称	
调研机构地址	
机构联系人及联系方式	
调研方式	
调研准备	
调研步骤	
调研结论	
调研反思与改进	

项目四 婴幼儿盥洗保育

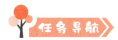 任务总结与反思

1. 清洁消毒马桶的方法有哪些。
2. 如何进行配兑消毒水。
3. 晚餐结束时,乐乐小朋友趁老师不注意,把自己餐盘中剩下的饭菜倒进了洗手池中,如果你是保育师,你会怎么做。
4. 演示门把手的清洁消毒步骤。

任务二　婴幼儿盥洗时保育

微课　婴幼儿盥洗时保育工作情境

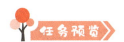 任务导航

在幼儿进餐活动前,保育师会组织幼儿洗手。幼儿早餐时间是8:20开始,8:10左右保育师已经做好了餐前的准备工作,然后开始协助班级老师,带领幼儿分组进行洗手活动。班级教师开始组织班级里的女生有序排队,保育师在旁边监督幼儿是否有序、有无打闹现象。当女生站好队后,班级老师开始带领女生进入盥洗室,保育师配合老师引导幼儿做洗手前的准备,引导幼儿将袖子卷起来,然后对应好洗手池,排队等待。在盥洗室观察幼儿是否按正确的方法洗手。对于不能有序排队、玩水的幼儿,要及时引导,对于能力较弱的幼儿,要耐心地教给他们正确洗手的方法,逐步培养他们的自理能力。

任务预览

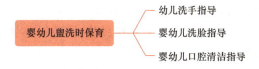

任务目标

※知识目标
1)理解盥洗时保育的内涵及教育价值。
2)了解洗手环节涉及的保健知识。

87

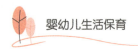婴幼儿生活保育

※ 能力目标
1）能够掌握指导幼儿洗手、洗脸、刷牙、漱口的具体方法。
2）能够掌握培养幼儿独立进行盥洗的能力和良好盥洗习惯的方法。

※ 思政和素养目标
1）具备与教师良好的合作配合能力。
2）保持热爱本职工作、对幼儿保持充足耐心的工作态度。
3）培养节约用水意识，培养社会责任感。

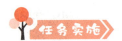任务实施

微课 幼儿洗手指导

一、幼儿洗手指导

洗手是幼儿在一日生活中进行最频繁的一项活动，如幼儿饭前饭后、便前便后、活动前后等都需要将手清洗干净。保育师应在幼儿进行洗手环节前 10 min 就准备好环境及各项物品，分组指导和监督幼儿洗手，确保幼儿在安全、有序的情况下洗手。

1. 做好幼儿洗手前的准备工作

1）保育师在幼儿盥洗环节务必保证着装规范，使用洗手液（香皂）、流动水按照七步洗手法洗净双手。

2）保育师应将消过毒的幼儿毛巾从消毒柜或者毛巾专用柜中取出，毛巾数与幼儿当日来园人数统一。

3）依据幼儿洗手的常规要求和不同年龄阶段指导幼儿洗手。

2. 根据不同年龄阶段指导幼儿洗手

小班：在教师帮助下用七步洗手法正确洗手。
中班：①方法同小班；②幼儿可以互相帮助挽袖子；③在教师的帮助下取适量的洗手液（香皂）洗手及洗后涂抹护手霜。
大班：引导和监督幼儿独立洗手，完成所有步骤。

保育师解读

手是身体经常接触细菌（微生物）的部分，如果用脏手吃东西很可能会生病。有很多疾病都是通过脏手传播的，所以洗干净手是非常必要的，洗手时至少用 15～20 s，这样才能很好地清除灰尘和污垢。

3. 注意事项

1）幼儿洗手时要以小组为单位，谨防拥挤和争抢水龙头。

2）幼儿洗手时，保育师要时刻关注地面有无水渍，及时处理地面，使地面保持干燥、清洁，避免幼儿滑倒、磕碰伤。

3）洗手时，要求并指导幼儿双手略向下，避免水顺着手臂倒流弄湿衣袖；应使用流动水，轻轻拧开水龙头，水流不能太大；应将手心、手背、手腕浸湿，然后搓肥皂，最好搓出泡沫，使手心、手背、手指缝都被肥皂洗到。

4）幼儿洗手时，指导个别幼儿洗手的正确方法，提醒个别幼儿不要玩水，节约用水，最后表扬正确洗手的幼儿。

5）等所有幼儿离开盥洗室后，保育师方可进行盥洗室的清洁与整理。

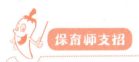
保育师支招

幼儿洗手时常见的问题及处理方法

问题1：幼儿常常把洗手当成任务，敷衍了事。保育师可以协助老师用积极的教育形式引导婴幼儿养成良好的卫生习惯。

教师可以采取以下方法：①在集体教育活动中，以故事、儿歌或谈话的形式让幼儿理解，洗手能保持自身的健康和清洁，正确的洗手能将手上的细菌与病毒洗掉；②开展各项活动，如"世界洗手日""卫生健康好宝宝"等活动，让幼儿重视洗手环节，从而培养幼儿良好的卫生习惯；③幼儿洗完手后，每次都可以进行"比比谁的小手最干净"的活动，每个幼儿都喜欢被表扬，从而激发幼儿洗手的动力。

问题2：教师、保育师监督不到位。

有的教师与保育师对幼儿的盥洗环节不够重视，意识不到盥洗环节对幼儿的重要性，或者是由于班级幼儿比较多，教师有心也顾不上，导致幼儿盥洗时容易出现一些问题，如幼儿推挤、打闹、摔倒等。

针对这种现象，可以采取以下方法：①在幼儿盥洗时，一名教师可以站在门口负责幼儿的秩序、安全。如果有幼儿在盥洗室洗手时出现了一些小意外（如摔倒、流鼻血）等，保育师应及时协助幼儿，站在门口的一名教师应维持好盥洗室幼儿的安全与秩序；②保育师与老师分工明确，相互配合。一个班级的保教工作是由老师与保育师共同合作、配合开展的。所以，每一位老师都应该对孩子高度负责，做到眼睛跟着孩子走，时刻关注孩子的一举一动，遇到问题应及时引导。

问题3：有的幼儿在幼儿园里的习惯比较好，但在家里出现我行我素的现象。

保育师可以协助班级教师从以下方面来解决此问题：①针对卫生习惯不太好的幼儿，保育师要与家长做有效的沟通，指导家长一些方法和措施，让家长了解幼儿在园盥洗习惯培养的要求和方法；②定期向家长了解幼儿在家的盥洗情况，并及时与家长沟通幼儿在园内的表现及情况，促进家园共育顺利开展；③幼儿园可以定期举行"盥洗好习惯"打卡活动，让家长将幼儿一段时间内每天良好的盥洗行为以图片或视频的形式发送到班级群内，让幼儿在家里也逐步养成良好的盥洗习惯。

二、婴幼儿洗脸指导

洗脸活动是盥洗环节的内容之一。洗脸活动不仅能够清洁皮肤，还可以利用洗脸活动培养孩子良好的卫生习惯，同时还让幼儿从小懂得干净的仪容仪表不仅是对自己的尊重，也是对他人的尊重。

微课 婴幼儿洗脸、口腔清洁指导

1. 指导幼儿学习正确的洗脸方法

幼儿洗脸指导具体操作步骤如下。

1）洗脸前，保育师要提醒幼儿擤鼻涕，并挽起衣袖。
2）幼儿在洗脸前把毛巾放在领口处。幼儿毛巾要干燥，如毛巾潮湿要更换新毛巾。
3）幼儿拧开水龙头，将双手打湿。
4）幼儿双手捧持的水量要适中，不宜过多也不宜过少。
5）清洗眼部：轻闭双眼，用蘸取的水轻轻地清洗眼睛。清洗时注意里眼角向里擦，外眼角向外擦，横向清洗并重复两次。
6）清洗嘴巴：轻张口，清洗两边嘴角，紧闭嘴巴，擦嘴唇，嘴部周围轻轻揉搓，清洗两次。
7）清洗鼻部：鼻尖垂直于地面，清洗鼻梁，轻轻揉搓鼻翼及鼻窝，重新蘸取清水清洗鼻尖并轻揉人中。
8）清洗面部：用清水在前额、面颊和下巴划大圈，将面部清洁干净，重复3次。
9）清洗耳朵：轻蘸水，清洗耳垂、耳郭及背侧，指尖轻擦耳朵眼，避免清水随指尖进入耳朵内部，引起安全事故。
10）清洗脖子：清洗脖子的两侧，再清洗脖子的前面，最后清洗脖子的后面。
11）关水龙头，在水池内甩手。
12）摘毛巾擦脸，将毛巾打开放在双手手心上，将脸轻轻擦干，避免使劲揉搓。
13）挂毛巾，确保毛巾不滴水，必要时清洗毛巾。

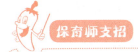

幼儿要知道起床后面部有污渍时要及时洗脸，并养成主动洗脸的好习惯。

幼儿要明白，时刻保持脸部的清洁是一种礼貌，自己仪容仪表得当也是对他人的尊重。

洗脸活动相关的儿歌

小手洗干净，再洗小眼睛；嘴巴转着洗，鼻子别忘记；搓搓小脸颊，揉揉小耳朵；脖子也要洗，小脸擦干净；脸儿白白真高兴。

小毛巾，手中拿；擦擦小脸擦嘴巴；我是干干净净的好娃娃。

2. 洗脸后擦面霜的正确方法

洗脸结束时，要及时引导幼儿擦面霜，小班幼儿可帮助其擦面霜。这是生活中很细小的一个环节，但又是很有必要的环节。尤其是冬天天气寒冷，幼儿柔嫩的皮肤需要得到适当的呵护。具体操作步骤如下。

1）保育师将袖子卷起，让幼儿正面对着自己，目光与幼儿保持平衡。

2）拧开面霜，将盖子妥善放置，引导幼儿先蘸一蘸：用右手食指轻轻蘸取少量面霜，手指就像戴上了一顶小帽子；点一点：用食指分别点自己的额头、鼻尖、下巴和脸。

3）右手手指，除大拇指外，四指并拢，按照点面霜的顺序，轻轻揉搓对应部位。分别揉搓直到面霜滋润进皮肤，脸部及手部都没有固体面霜为止。

4）检查幼儿脸部是否被均匀覆盖，没有遗漏的地方。

5）将盖子拧紧，并放回适当位置。

6）提醒幼儿做接下来的活动。

在一日生活中，可以进一步引导幼儿熟悉取面霜的量、开瓶、涂抹的方法。生活活动中，擦面霜只是一种自我服务，对孩子而言，"愿意、乐意做力所能及的自我服务"是最重要的，能让孩子在每天的活动中逐渐养成良好的生活习惯。

3. 注意事项

1）提醒幼儿洗完脸后不乱用他人的毛巾，防止流行性传染病的发生。

2）幼儿洗脸时，根据季节来调整水温，不宜太热也不宜太凉，水温应控制在37～40℃。

3）组织幼儿洗脸时，让幼儿分组进行，最好是男女分开，避免拥挤。

4）在各个环节给予幼儿及时且适当的指导。

由于托小班婴幼儿年龄较小，针对托小班的婴幼儿，保育师需要给予细心的指导，个别能力弱的婴幼儿应给予一定的帮助或单独指导，让婴幼儿逐步学会正确的洗脸方法。

对于中大班的幼儿，已经有了一定的自理能力，可以培养他们独立洗脸的能力，要求中大班幼儿能够掌握洗脸的具体方法，能够自己独立洗脸，要求中大班幼儿具备良好的盥洗习惯。

5）涂抹面霜前，确保保育师的手与幼儿的手是干净、干爽的状态。

6）冬季涂面霜，要涂抹均匀，确保幼儿皮肤能得到很好的保护。

7）要注意避免过敏或过期现象，可以让幼儿从家带适合自己的面霜擦拭使用。

8）幼儿洗脸结束后，保育师及时将地面拖干。

保育师支招

幼儿学习擦面霜儿歌

小面霜，好帮手，我要和你做朋友；小手指，蘸一蘸，五个部位点一点；1、2、3、4、5，额头、下巴、小鼻子，还有两旁小脸蛋；再用小手抹一抹，细细擦，涂均匀，小脸蛋儿香又滑。

三、婴幼儿口腔清洁指导

养成良好的口腔卫生习惯，对于幼儿来说至关重要。因为口腔是否健康，直接关系到一个人的健康，所以不管是作为保育师还是家长，一定要重视幼儿口腔的健康，对幼儿刷牙、漱口环节要做到有效地指导与监督。

在幼儿刷牙漱口环节，保育师务必保证着装规范。保育师应将消过毒的幼儿漱口杯从消毒柜或者漱口杯专用柜中取出，漱口杯数量与幼儿当日来园人数统一。然后依据幼儿年龄阶段指导幼儿刷牙、漱口。

1. 0~3岁婴幼儿口腔护理

为了防止龋齿的发生，从婴幼儿乳牙萌出后，就要对婴幼儿进行牙齿的护理。

这时候婴幼儿的牙齿比较小而且宽，保育师可以用指套牙刷或者干净的纱布帮婴幼儿进行口腔的清洁，具体操作方法如下：①洗干净双手，将指套牙刷或者干净的纱布套入保育师的食指；②沾温白开水，伸进婴幼儿的嘴里；③帮婴幼儿轻轻擦拭牙齿表面、舌面和牙龈的部位，如图4-2-1所示。

2. 3~6岁幼儿口腔护理

3~6岁幼儿基本能够自理，在这个时期的口腔护理主要由幼儿自己负责，保育师负责指正、监督和检查，幼儿园保健医负责定期联系医院进行涂氟和做窝沟封闭。

口腔护理方法如下：①饭后及时漱口，清除残渣；②使用幼儿专用牙刷和含氟牙膏，每天早晚坚持刷牙3 min，在幼儿园中午也可以进行一次刷牙，保育师负责检查和指导幼儿刷牙。

刷牙、漱口方法如下：①指导幼儿冲洗牙刷和漱口杯，并用漱口杯接清水（杯子的3/4），水不要太满，防止溢出；②指导幼儿按照正确的方法漱口，让幼儿喝一口水，两腮鼓起，做"咕嘟"的动作，并告诉幼儿用水将牙齿表面或间隙的食物残渣冲洗掉，然后再将漱口水吐出来；③指导幼儿用正确的方法挤牙膏，双手持牙膏缓慢并轻轻用力向前挤压，挤出像小黄豆般大小的时候，轻轻将牙膏放在牙刷上；④指导幼儿按正确的方法刷牙，具体步骤如下。

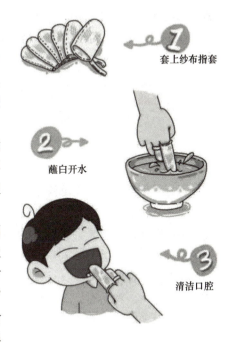

图4-2-1　婴幼儿的口腔护理

步骤一：先从外一圈开始刷起，并且呈45°角进行清洁。

步骤二：从上排的牙齿进行清洁，上下刷。

步骤三：在左边的外侧进行清洁。

步骤四：在内测的左边一起进行清洁。

步骤五：在内侧的右边一起进行清洁。

步骤六：对舌苔进行清洁。

图4-2-2为正确刷牙方法示意图。

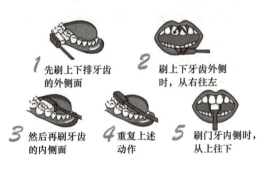

图4-2-2　正确刷牙方法

3. 注意事项

1）幼儿刷牙、漱口时，要以小组为单位，谨防拥挤和争抢水龙头。

2）幼儿刷牙漱口时，保育师要时刻关注地面有无水渍，及时处理地面，使地面保持干燥、清洁，避免幼儿滑倒、磕碰伤。

3）幼儿刷牙漱口时，保育师指导个

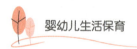

别幼儿刷牙漱口的正确方法,提醒个别幼儿,不要玩水。

4)提醒幼儿节约用水,珍惜水资源,最后表扬正确刷牙、漱口的幼儿。

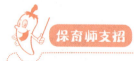

刷牙、漱口儿歌

(1)漱口歌

手拿花花杯,喝口清清水,抬起头,闭着嘴,咕噜咕噜吐出水。

(2)刷牙歌

小牙刷,手中拿,张开我的小嘴巴。上面牙齿往下刷,下面牙齿往上刷,左刷刷、右刷刷,里里外外都刷刷。早晨刷、晚上刷,刷得干净没蛀牙。刷完牙齿笑哈哈,露出牙齿白花花。

你也刷、我也刷,小小牙刷手中拿,上下左右全刷遍,牙齿雪白笑哈哈。

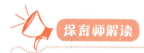

牙齿护理小常识

1)氟作为一种坚固骨骼和牙齿的物质,世界卫生组织一直推荐使用含氟牙膏来预防龋齿,幼儿3岁以后最好选用含氟牙膏。

2)幼儿口腔较小,软组织比较柔嫩,选择幼儿牙刷的标准应该是刷毛较柔软、牙刷头小、只有两排刷毛。

3)为了使牙刷头保持干燥,细菌不易滋生,刷完牙后,要提示幼儿将牙刷头朝上放入漱口杯,以便风干。

4)通常在使用1~2个月后牙刷毛就会弯曲,弯曲的牙刷毛不仅不容易刷净牙缝中的食物残渣,还会擦伤牙龈,另外使用时间过长的牙刷头内易存留细菌,所以牙刷最好1~2个月更换一次。

5)为保证刷牙的质量,提示幼儿每次刷牙时间不少于3 min。

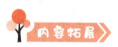

幼儿盥洗时,保育师需要时刻关注幼儿的盥洗情况,在盥洗室引导幼儿有序、安

全地洗手。保育师可以采取以下措施来培养幼儿的盥洗能力和习惯。

（一）正确示范

班级教师可以通过亲身示范的方式，指导幼儿按照正确的方法盥洗。

（二）指示性图片

班级老师可以在盥洗室墙上贴上浅显易懂的演示图片并指导幼儿按照图示盥洗，如七步洗手法等。幼儿根据图示洗手、洗脸，这样幼儿不仅学会了方法，还能提高效率。

（三）设置小组长或表扬栏

班级教师可以在盥洗环节设置小组长，负责监督幼儿有序盥洗，同时还能激励小组长自律，在盥洗区，教师还可以布置块表扬栏，奖励盥洗认真的幼儿一张贴纸并将其贴到表扬栏的照片处。

（四）家园共育

班级教师及保育师要经常与家长沟通了解幼儿在家中的盥洗情况，使幼儿园的教育更具针对性，保教老师还要让家长了解幼儿园盥洗习惯培养的要求及具体的指导方法，使家园教育保持同步，形成合力。

（五）游戏参与

班级教师可以引导幼儿玩各种与盥洗有关的有趣游戏，使其在参与游戏的过程中了解盥洗的重要性，学习科学的盥洗方法。

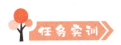

模拟练习：向幼儿讲解和示范正确的盥洗方法。盥洗时的洗手、洗脸、洗澡、洗头等都有规范的操作要求，请根据表4-2-1的操作要求，小组合作进行幼儿盥洗指导，并写下指导感悟。

表4-2-1　幼儿盥洗时保育工作评估表

盥洗项目	规范操作要求	指导感悟
洗手 （教师示范）	卷起袖子—用流动水淋湿双手—擦洗手液或香皂—搓洗手心、手背、手指缝、大拇指、指甲、手腕—用流动水将上述部位按顺序冲洗干净—将手在水池内甩几下—关上水龙头—毛巾擦干双手	
洗脸 （教师示范）	用餐巾纸擦干净鼻涕液—清洗双手—用毛巾擦洗眼睛（由内眼角向外眼角进行擦洗）—洗额头、两颊、下巴、嘴、鼻子—翻转毛巾擦洗耳朵、耳背—用毛巾擦干净脸上的水渍—擦面霜	

续表

盥洗项目	规范操作要求	指导感悟
洗澡 （玩具模型示范）	按照"颈—胸—腹—背—两臂—两腿—臀部（从前到后）—脚"的顺序洗净，擦干身体然后穿衣	
洗头 （玩具模型示范）	保护幼儿眼睛，泡沫不进眼睛—捂住两耳，以免进水—淋湿头发—取适量洗发水在头皮揉搓—用清水冲洗—洗完后用干毛巾擦干眼睛和耳朵	
洗臀 （玩具模型示范）	女孩从前往后冲洗，从阴部向肛门方向冲洗，为了卫生起见，男孩也要从前往后冲洗	
洗脚 （玩具模型示范）	取盛有适宜水温热水的洗脚盆—浸泡双脚—脚趾、脚背、脚后跟、脚趾缝都要清洗干净—干毛巾擦净（毛巾、洗脚盆一定要用专用的毛巾和盆子）	

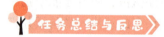

1. 幼儿盥洗时的安全隐患和预防方法是什么。
2. 在幼儿盥洗时，如何根据不同年龄特点给予相应的行为指导。
3. 幼儿盥洗后，保育师的工作内容有哪些。

任务三　婴幼儿盥洗后保育

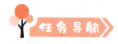

幼儿盥洗结束后，作为保育师应当整理和清洁地面、水池、坐便器、墙面等，保证盥洗室环境的整洁、安全，对幼儿使用过的物品要及时清洁处理。

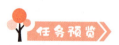

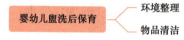

婴幼儿盥洗后保育 ← 环境整理
　　　　　　　　　　物品清洁

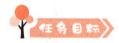

※ 知识目标

1）知道盥洗后环境整理的工作内容及细则。
2）掌握盥洗后有关器具的清洁消毒方法。

项目四　婴幼儿盥洗保育

※ 能力目标
1）能够根据工作细则对盥洗后环境进行整理。
2）能够对盥洗后相关物品进行清消处理。

※ 思政和素养目标
1）具备细致、认真的工作态度。
2）培养清消意识，保障幼儿园环境卫生健康。

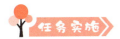

一、环境整理

1. 地面整理

1）保育师用半干的墩布对地面进行擦拭。
2）幼儿不小心洒水时，应及时擦拭。
3）引导中班幼儿知道地上有水时，及时告知教师。
4）引导大班幼儿主动尝试清理地面，保持地面干燥。

2. 水池整理

整理擦拭水池，避免水池周围有太多水，并及时消毒。

3. 便池整理

整理擦拭小便池，避免水池周围有太多水造成幼儿滑倒，并及时进行消毒。

4. 墙面擦拭

保育师用半干的抹布对墙面进行清洁、消毒、再清洁。

5. 注意事项

1）地面有水时，应及时擦拭地面，避免幼儿摔倒、摔伤。
2）盥洗室物品要归还至原位，防止放错导致幼儿误用。

微课　盥洗后环境整理工作内容

二、物品清洁

每日离园时保育师需对便池、盥洗室地面、洗手池、幼儿毛巾、水杯等相关物品进行清洁与消毒，具体清洁消毒方法详见本项目任务一有关盥洗前环境及物品的清洁与消毒内容。

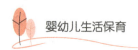

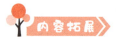

婴幼儿盥洗后保育工作非常重要，保育师一定要做好卫生的清理、物品的摆放工作，严格按照园所6S管理的要求进行归纳、整理，为幼儿提供好的盥洗环境，促进幼儿身心发展。

6S管理即整理、整顿、清扫、清洁、素养、安全，具体如下。

整理：将与盥洗室工作内容和当下场合无关的物品全部清理区分开，是对现场所有物品的预管理。

整顿：将与盥洗室有关的物品进行分类处理，如工具的摆放区域管理、工作的区域管理等。

清扫：将盥洗后的环境进行清洁打扫，如地面、墙面等进行维护和保养。

清洁：每天都要在盥洗环节后进行清洁环节，清洁是清扫管理的简化常规版。

素养：将工作内容转换为行为准则，将每日的工作形成惯性，这样就不会发生遗漏。

安全：保育师要将自己的安全和幼儿安全放在第一位，所有的工作要求都要按照安全守则进行，保护师幼人身安全。

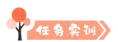

请你在实训/实习中参与婴幼儿盥洗后的保育工作，记录下自己在盥洗后保育工作的美。

元素1：_____
元素2：_____
元素3：_____
元素4：_____
元素5：_____

任务总结与反思

1. 简述幼儿盥洗后，保育师为什么要进行盥洗室清洁整理，是否等幼儿离园后进行也可以。
2. 保育师在幼儿盥洗后应注意什么。
3. 盥洗室物品准备应遵循什么原则，小组讨论，得出总结。

项目五 婴幼儿如厕保育

如厕环节是保育师一日工作流程中多次重复出现的重要环节。及时排泄对于婴幼儿维持身体生理平衡非常重要，为婴幼儿创造干净、卫生、安全的如厕环境，包括场所、设备、用具等，能够更好地帮助幼儿顺利排便。保育师平时应通过对婴幼儿大小便的观察，及时发现一些异常情况，及时与家长沟通，帮助婴幼儿解决实际问题，同时帮助婴幼儿养成良好的生活习惯。

任务一 婴幼儿如厕前保育

微课 婴幼儿如厕前保育

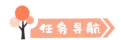

保育师要能够为幼儿创设轻松愉快的如厕环境，同时能够在幼儿如厕前做好充分的准备，使如厕环境安全、干净、舒适、整洁；能够做好如厕设备的清洁消毒工作，保证幼儿使用安全卫生的设备；能够掌握男小便池清洁消毒的方法，并选择合格的尿不湿、厕纸、擦手毛巾等如厕用品，摆放在合适的位置，并保证用品的安全、充足。

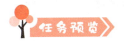

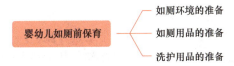

婴幼儿如厕前保育 —— 如厕环境的准备
　　　　　　　　—— 如厕用品的准备
　　　　　　　　—— 洗护用品的准备

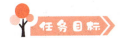

※ 知识目标
1）知道如厕设备及场所的准备标准和内容。
2）知道蹲便池、坐便器等的消毒方法。
3）掌握洗护用品的选择要求。

※ 能力目标
1）能够在幼儿园模拟环境中选择合格、清洁的厕纸并将厕纸摆放在合适的位置。
2）能够在幼儿园模拟环境中进行蹲便池、坐便器等的清洁消毒。
3）能够依据洗护用品的标准筛选合适的洗护用品并能够在幼儿园模拟环境中提前

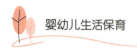

准备好洗护用品。

※思政和素养目标

1）培养学习精神和团队精神，培养学生良好的沟通能力和交流能力。

2）培养正确对待幼儿如厕环节的工作意识，保持重视如厕环节的严谨态度，能够有意识地培养幼儿的生活自理能力。

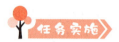

一、如厕环境的准备

保育师要了解幼儿大小便的规律，掌握幼儿的个体差异，根据不同的情况随时提醒个别幼儿大小便。厕所要保持整洁、干燥、无异味、无污垢，物品充足并摆放整齐。教育幼儿坐便时不玩玩具、不玩便器，并注意腰腹部的保暖。要照顾体弱幼儿，对尿床、尿裤儿童，要耐心照顾。及时提醒幼儿主动如厕，不憋大小便。

1. 蹲便池的准备

1）检查排水开关有无破裂或异常，检查出水是否流畅。

2）便池内外有无便渍、异味。

3）清洁、消毒蹲便器扶手。扶手每天应至少清洁消毒一次，清洁消毒步骤如下：使用次氯酸钠类消毒剂消毒，用浓度为有效氯 100～250 mg/L 的消毒液浸泡的抹布擦拭扶手，消毒液留置 10～30 min，然后用干净抹布擦拭一遍。

2. 坐便器的准备

1）检查排水开关有无破裂或异常，检查出水是否流畅。

2）坐便器每次使用后及时冲洗，接触皮肤部位及时消毒。

3）坐便盆或坐便器每次用后清洁消毒，清洁消毒步骤为：使用次氯酸钠类消毒剂消毒，使用浓度为有效氯 400～700 mg/L，浸泡或擦拭留置消毒 30 min，然后用干净抹布擦拭表面残留消毒剂。

3. 男小便池的准备

1）检查扶手有无异常，检查排水有无异常，出水是否流畅。

2）扶手清洁消毒方法同蹲便池扶手的方法。

4. 地面的准备

确保地面不湿滑、无异味。

5. 注意事项

1）幼儿园定期找专业机构检测厕所设备。
2）如遇传染病高发季节，可适当增加扶手及坐便器的消毒次数，消毒后及时填写消毒记录。
3）用清洁剂或消毒剂清洁后，须用干净抹布擦拭干净。
4）厕所地面无水渍，厕所无异味，确认地面无湿滑情况。

二、如厕用品的准备

幼儿园保育师应该对如厕用品进行严格把关。如厕用品直接接触幼儿的皮肤，应该尤其重视其安全性及舒适性。

1. 便纸的选择

幼儿园便纸质量应符合国家生活用纸标准。幼儿园应安排专人对便纸进行管理，做到专人专管，保证随时有可使用的便纸。

2. 便纸盒的清洁消毒

便纸盒使用前要清洁消毒。便纸盒的清洁消毒可采用表面喷洒或擦拭的方式。次氯酸钠类消毒剂使用浓度为有效氯 100～250 mg/L，喷后停留 10 min 后，用清水抹布擦净；或使用浸有消毒水的抹布擦拭，停留 10 min 后，用清水抹布擦净。要经常检查便纸盒内外部的卫生情况，及时清除污垢，保证便纸盒的干净和卫生。

3. 便纸的摆放

将便纸整齐放入便纸盒，防止污染。便纸盒要放在与幼儿如厕时高度相同的地方，便于幼儿取放。

三、洗护用品的准备

幼儿园保育师应该提前准备好洗护用品。洗护用品直接接触幼儿皮肤，安全性尤为重要，应该严格管控，并能够保证充足的洗护用品。

1. 洗护用品的质量要求

幼儿使用的洗护用品，如洗手液、香皂等的质量应符合国家标准，碱性柔和，去污力强，并且非常容易用清水冲洗干净。

2. 洗护用品用量控制

适时添加，保证幼儿有足够的洗护用品使用。

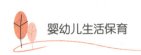
婴幼儿生活保育

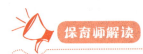

婴幼儿用纸如何选择

（1）同一品牌纸巾，品质都一样吗？

两款包装相同的面巾纸，价格却不一样。拿两包纸巾仔细对比，在包装袋的角落里就能找到答案：一包纸巾的质量等级是合格品，另一包则是一等品。

事实上，面巾纸分为优等品、一等品和合格品3个档次，它们的柔软度、吸水性、韧性都不同。优等品最好，一等品次之，合格品最差。合格品的很多项指标连一等品的一半都达不到，价格也就便宜一些。

（2）100%原生木浆和100%纯木浆一样吗？

原生木浆和纯木浆虽然听起来差别不大，但概念完全不同。原生木浆纸用的是新原料，而纯木浆纸中会混有回收或者再生的二手原料。

（3）带香味和印花的纸巾对孩子有害吗？

纯粹擦汗、擦手，印花和带香味的纸巾对孩子没什么影响。但如果用来擦嘴，还是原始的纸巾最好。因为任何"花样"都是后期添加上去的，质量较差的印花纸或香水纸，其墨水和香精容易附着在嘴巴上，然后潜入人体破坏免疫系统和内分泌系统，影响身体发育，还会让孩子更容易生病。

（4）纸巾是不是颜色越白越好

正常的纸巾颜色应为象牙白、自然白。如果你买回来的纸巾是雪白的，那是添加荧光剂过量的结果。使用不合格纸巾，轻者出现皮肤瘙痒，严重者会导致皮肤病。鉴别纸巾中是否含有荧光剂，可用验钞器对着纸巾照射，如果纸巾泛着蓝紫色的光，通常都是添加了过量荧光剂的缘故，请立刻停止使用！

（5）放厕所的纸巾可以用来包裹食物吗？

答案是否定的。严格来说，方便用的纸巾叫卫生纸。从卫生标准即微生物指标来看，卫生纸和擦手纸不如纸巾纸和厨房纸的要求严格。比如，前者的细菌菌落总数在每克纸中不许超过600个，而后者不准超过200个。纸巾长期用于厕所环境，方便时纸巾容易溅到尿液、细菌，用来擦嘴、包食物，容易生病。

3. 洗护用品的摆放

洗护用品应摆放在幼儿方便使用的位置，应准备多样的洗护用品，如洗手液、香皂等，满足不同幼儿的不同需求。

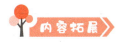

（一）幼儿洗手要用洗手液吗

洗手液是一种清洁护肤用品，内含特定的抑菌成分，能起到消毒杀菌的作用，但正是这些抑菌成分引起了争议。通常，洗手液中含较多的抑菌成分，如三氯生、三氯卡班、邻苯基苯酚（OPP）、对氯间二甲苯酚等。其中，三氯生一度被怀疑为致癌物，会影响人体健康。

其实，三氯生是一种相对安全的物质。早在2012年美国食品药品监督管理局就公开了一份关于三氯生的消费者指引，并对其安全性做出了评价：目前尚无实验数据证明三氯生对人有害。此外，三氯卡班、邻苯基苯酚和对氯间二甲苯酚都是安全的物质，毒性非常低，不会对人体健康造成威胁。

所以，洗手液中添加上述抑菌成分是安全的，尤其是致癌性并不明显，不必担心其对幼儿的身体健康带来危害。

（二）幼儿洗手用洗手液还是肥皂好

研究发现，使用肥皂洗手的效力并不亚于使用氯消毒剂，能够除去绝大部分病菌，一定程度上要比洗手液的除菌能力强。

当然，幼儿洗手使用洗手液也未尝不可，建议选用成分温和、品牌较有保障的洗手液。有的洗手液中含有植物油、绵羊油、牛奶等滋润成分，也可以让肌肤保持柔嫩润泽。

须注意的是，洗手液的酒精含量一般应超过60%，否则杀菌消毒效果不理想，然而，频繁使用酒精度高的洗手液容易对皮肤造成刺激与伤害，洗手后一定要冲洗干净并涂抹护手霜。

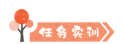

请你在实训/实习中参与如厕前的保育工作，总结如厕前保育工作的内容和感悟，并请指导教师填表5-1-1所示的评估表。

表5-1-1　如厕前保育工作评估表

任务标准	评估结果		评价及建议
1. 确保扶手无异常，排水无异常，出水流畅	是	否	
2. 蹲便池或坐便器内外无尿渍、无异味	是	否	
3. 清洗、消毒、擦拭蹲便池扶手	是	否	
4. 坐便器每次使用后及时冲洗，接触皮肤部位及时消毒	是	否	

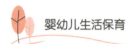

续表

任务标准	评估结果		评价及建议
5. 确保地面不湿滑、无异味	是	否	
6. 如厕前幼儿准备到位	是	否	
7. 便纸盒已经消毒	是	否	
8. 便纸摆放的位置合适	是	否	
9. 便纸及洗护用品充足	是	否	
10. 洗手液摆放位置合适	是	否	

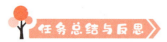

1. 如厕保育的工作价值是什么。
2. 如何做好如厕保育前的工作。

任务二　婴幼儿如厕时保育

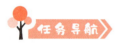

幼儿园保育师李老师能够根据幼儿的年龄特点，通过多样化的方法引导幼儿如厕，通过多种途径培养幼儿的如厕能力，为幼儿提供安全整洁的如厕环境，指导不同性别的幼儿掌握正确的如厕方法，帮助并督促幼儿进行便后清洁，同时协助教师指导帮助有需要的幼儿。

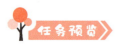

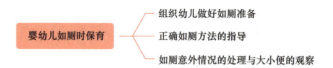

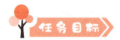

※ 知识目标

1）掌握照顾幼儿如厕的常规要求及内容。
2）了解幼儿如厕相关保健知识。

项目五 婴幼儿如厕保育

※ 能力目标
1）能够在幼儿园模拟环境下，做好幼儿如厕的照护与清洁。
2）能够模拟训练幼儿如厕的方法。
3）能够模拟指导幼儿正确如厕。
4）能够在幼儿园模拟环境下掌握幼儿如厕意外情况的处理方法。

※ 思政和素养目标
1）培养学习精神和团队精神，培养学生良好的沟通能力和交流能力。
2）理性对待幼儿如厕行为，培养吃苦耐劳的工作精神，树立幼儿健康如厕观念意识。

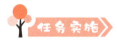

一、组织幼儿做好如厕准备

幼儿园保育师要了解幼儿大小便的规律，掌握幼儿的个别差异，根据不同的情况随时提醒个别幼儿大小便。

1. 不同情况如厕环境布置

如厕活动穿插在一日生活各个环节中，不同时段、不同情况下都要组织幼儿如厕。因此，保育师可根据具体的情况安排不同形式的如厕分组，也可按幼儿如厕时的不同情况，进行相应的安排。例如，餐前的如厕，应让幼儿把椅子摆放适宜后，再组织幼儿分组如厕；分散时段，幼儿可以按需，随时如厕。

2. 幼儿如厕要求

1）引导幼儿有便意时，要主动告诉老师。
2）有序如厕，不推不挤，排队如厕洗手，避免厕所拥挤而出现危险。
3）提醒幼儿不往便池内扔异物，不在卫生间打闹，便后迅速离开。
4）便后要正确洗手，不要弄湿衣服，不可玩水，不要把水弄到外面，保持地面干爽清洁。
5）提醒幼儿用自己的小毛巾擦手。

3. 训练婴幼儿如厕

（1）如厕训练的最佳时间

如厕训练没有早晚之说，究竟什么时候应该进行如厕训练，视情况而定。以下就是通常可以对婴幼儿做如厕训练的信号。

1）婴幼儿在便后能感觉到尿布或者纸尿裤湿了，通过语言或者动作表达不舒服的感觉。

2）婴幼儿能在口头上或行动上表达想大小便的想法（注意每个婴幼儿对大小便的表达不一样，入园前需要仔细询问家长婴幼儿的表达方式以及表达语言）。

3）婴幼儿每天都在固定的时间段大便。

4）婴幼儿对成人上厕所的行为表示感兴趣，甚至还会在马桶上坐一小会儿。

5）婴幼儿可以保持尿片干燥达两小时以上，睡觉醒来时尿布也没有湿。

（2）如厕训练

1）通过绘本或者多媒体，让婴幼儿了解自己的身体以及身体吸收营养和排泄垃圾的方式，如《肚子里有个火车站》《肚子里的小人》等。

2）通过绘本或者多媒体，让婴幼儿了解上厕所的步骤，以及想上厕所时如何有效表达，如《如果不会上厕所会怎样》《老师我想上厕所》《尿哗哗》《上厕所》等，让婴幼儿对上厕所有足够的认知和心理准备，整个如厕训练过程就会轻松不少。

对于更小月龄的婴幼儿，也可以通过玩具，让其对上厕所产生初步认知，引导小月龄婴幼儿了解上厕所的步骤。

二、正确如厕方法的指导

幼儿初入园，保育师应像妈妈一样关心爱护他们，尽快帮他们适应幼儿园环境，消除幼儿的恐惧感，使幼儿敢于对保育师讲出自己的生理需要。在日常活动中，保育师应细心观察每一位幼儿的神情，一旦发现他们有异常表现，如坐立不安、到墙角蹲下、夹屁屁等，要主动询问并弄清情况，从而消除问题的隐患。除此之外，还要帮助幼儿掌握正确的大小便姿势。

1. 幼儿正确如厕的方法

1）大小便入池内，保持地面整洁。

2）养成定时大小便的习惯，需要时知道随时如厕，不限制幼儿如厕的次数。

3）幼儿会用厕纸自前向后擦屁股。擦屁股的正确方法是：抽取一张纸巾对折，然后从肛门的前面擦到后面，擦屁股的次数要在三次以上，擦一次换一张纸巾，如有条件最后可以使用湿纸巾擦一遍，如图5-2-1所示。

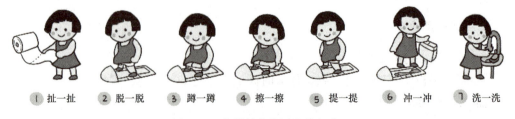

图5-2-1 指导幼儿擦屁股的方法

4）提示幼儿不在厕所打闹，便后用洗手液或香皂用流动水洗手。

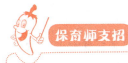

引导婴幼儿如厕的具体步骤

1）上厕所前先把裤子脱下，然后屁股坐到马桶上。
2）坐好之后开始大便或者小便。
3）保育师引导幼儿自己擦屁股（小便），或引导幼儿求助："请你帮我擦一下好吗？"
4）当婴幼儿大便后，保育师用湿巾由前向后轻轻擦拭臀部，直到擦干净为止。
5）擦完之后，保育师一边将纸巾扔进垃圾桶，一边告诉幼儿："擦完屁屁的纸巾需要扔进这个垃圾桶。"
6）保育师引导幼儿自己提上裤子，刚开始学习穿脱裤子的幼儿，保育师可以先做示范，然后辅助幼儿自己拉着裤子左右两边往上提。
7）幼儿提裤子时，往往是"一把抓"，经常出现只提了外裤没有提内裤的情况，这样会产生不适感或者走路时绊倒。所以，保育师应在幼儿自己提上裤子以后，帮幼儿检查整理。
8）引导幼儿盖上马桶盖，然后冲水。

2. 婴幼儿如厕时给予适宜的帮助

（1）帮助0～3岁婴幼儿如厕

给婴幼儿换纸尿裤时，确保做好准备工作。在更换健康婴幼儿纸尿裤时，手边应当准备好：①一条干净的婴幼儿纸尿裤；②一包湿纸巾；③隔尿床垫；④尿疹膏或凡士林油。一定要在更换之前将一切都准备就绪，千万不要将婴幼儿独自留在床上。

给婴幼儿换纸尿裤时，应让婴幼儿躺在尿布台上，并扣上安全带，以免婴幼儿跌落摔伤。如果园所没有尿布台，应准备柔软的尿布垫，并在更换纸尿裤时，将尿布垫铺在柔软的地毯上，再给婴幼儿更换纸尿裤。

保育师在更换纸尿裤时，应用柔软的棉签或护肤柔湿巾轻轻擦拭婴幼儿的阴部和臀部。由于女孩特殊的生理特点，在为其擦洗阴部的时候，正确的方法应是由前向后，以减少污物进入阴道的概率；而男孩则确保所有皱褶处都被清洁到。同时为了避免在更换纸尿裤过程中婴幼儿小便，可使用柔软的纸巾将婴幼儿的阴茎暂时包裹起来，更换后再将纸巾拿开。

换纸尿裤时，纸尿裤的后方要达到婴儿的腰部，前方则位于肚脐下两三厘米处。保育师应熟练掌握纸尿裤松紧度的判断和调控。纸尿裤包裹得过紧会让婴幼儿不舒适，过松会造成污物的渗漏。

微课　更换纸尿裤的方法

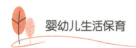

保育师解读

1）男孩的神经系统成熟较晚。女孩在18个月大的时候就能掌握膀胱控制力，而男孩则可能要到22个月之后才有这个能力。

2）照顾小孩的一般都是女性，所以男孩不像女孩那样经常接触同性成年人，从而缺乏学习的榜样。

3）如厕训练成功的关键在于等婴幼儿准备好再开始进行。

4）研究表明，如果在婴幼儿心理和生理没有准备好就开始如厕训练，只会增加如厕训练的难度，加长如厕训练的时间。

（2）3～6岁幼儿如厕指导

1）小班逐步学会整理衣裤，中班、大班幼儿应学会独立整理衣裤。大班幼儿大小便基本自理，学习自己擦屁股，穿好衣裤（内衣塞进裤子里，不露肚脐和后背）。

2）要适时帮助年龄小和自理能力差的幼儿。

3）对于遗尿遗屎的幼儿，要耐心指导并且协助遗尿遗屎的幼儿更换衣服。

4）观察幼儿大小便情况，发现异常及时处理。

5）保育师应站在合适的位置关注幼儿，不能让幼儿离开保育师的视线。

保育师解读

如厕相关保健知识

（1）及时发现幼儿大小便的预兆

1）幼儿在排大便前常排出有臭味的气体，同时伴有身体用力的动作和发出使劲的声音，此时保育师应及时把幼儿放在便盆上，或提示较大的幼儿如厕。

2）幼儿排小便前也会出现打冷战的反应，保育师对这些信号应十分敏感，及时帮幼儿脱掉裤子，督促排便。

（2）督促幼儿专心排便

1）应避免幼儿在排大便时吃东西、看书、听故事或玩耍。排便是一种条件反射，需要幼儿专心致志，如果幼儿在排便时吃东西或玩耍，便会分散他的注意力，不利于排便反射的建立。

2）较长时间坐盆会造成幼儿肛门脱出，臀部疲劳麻木，不利于幼儿健康。

3）准确掌握幼儿每次排便时间。幼儿每次排便时间通常以5～10 min为宜，时间过长，会使幼儿养成不安心排便的不良习惯，同时也会影响正常的生理机能。

三、如厕意外情况的处理与大小便的观察

在幼儿园如厕，不同的幼儿会有不同的习惯。因此，保育师要能够识别、处理如厕中出现的意外情况，并有效利用这些意外情况中的教育价值。

1. 如厕中常见的意外情况

1）幼儿遗尿。
2）幼儿憋尿。
3）幼儿不会自己如厕或如厕方法不正确。
4）幼儿穿着不方便的衣服，穿脱裤子困难。

2. 意外情况的解决方法

1）认真分析幼儿遗尿的原因，是心理原因还是身体原因，针对具体原因采取相应策略。
2）注意观察幼儿，做好幼儿大小便情况记录，如表5-2-1所示，适时提醒幼儿如厕。
3）采用宣传画、儿歌等方式引导幼儿用正确的方法如厕。
4）家园共育，提醒家长不给幼儿穿过于复杂的衣服。保育师要观察幼儿着装，如遇有困难的幼儿，要协助幼儿如厕。

表5-2-1 大小便情况记录表

月　　日　　幼儿如厕记录

姓名	大小便时间	大小便时间	大小便时间	大小便时间	大小便时间	大小便时间	大小便时间	大小便时间	大小便时间

保育师支招

（1）屁屁没有跟我说

情景：4岁多的君君早在一年前就能独自上厕所了，但是每一两个月总会有一次尿裤子。每当这时她就会对妈妈说："不怪我呀，这是屁屁没有跟我说！"妈妈对

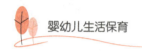

此很不理解,这是孩子玩得太疯造成的,还是孩子故意的呢?

提示:君君的这种反复和她受到的压力有关。那些注意力集中在某一件事上的孩子很容易出现这样的状况,因为他们瞬间的注意力还有待提高。通常情况下,孩子事先知道有便意,但是信息传递到大脑常会慢半拍,出现尿裤子也就很正常了。所以当孩子聚精会神地玩时,保育师不妨适时提醒她:"君君,是否该上厕所了?"

(2)老师的烦恼

情景:5岁的丽丽常让老师感到烦恼,白天活动时她什么事都没有,一切正常。可就是到了午休时,隔三岔五就要尿床。

提示:的确有不少孩子到5岁还在尿床,他们并没有患任何疾病,可能是他们睡得太沉,即使憋尿了也意识不到。值班保育师可以每天临睡前提醒丽丽上一次厕所,或者午休中间再叫她去小便一次。重要的是,当孩子尿床后,保育师不要埋怨和训斥,不然容易让孩子产生焦虑和暗示,反而造成不良后果。

幼儿尿床、尿裤后别埋怨和责怪"你怎么又尿床了?"或在大庭广众之下告诉其他老师、保育师:"×××今天又尿床了……"这些都是不恰当的。对于幼儿来讲,尿床本身就会使自己感到紧张、不安和羞愧,觉得犯了错误。这时,假如保育师再把幼儿最不希望公开的事毫无遮掩地揭示出来,甚至指责或嘲笑幼儿,这会对幼儿的自尊造成很大的伤害。

3. 观察婴幼儿大小便是否正常

(1)小便

婴幼儿小便的次数、量以及颜色与吃奶、喝水和饮食等都有很大关系。但总体来说,婴幼儿小便除了在刚出生的头几天颜色较深而稍显浑浊外,整个婴幼儿时期尿液几乎都是无色透明的。

异常小便通常有以下几种情况。

1)小便次数较多,每次尿量少,小便时疼痛哭闹,可能尿道有炎症。

2)小便金黄色或橘黄色,可能受维生素B_2、小檗碱、痢特灵等药物的影响。

3)小便呈啤酒色或发红,为血尿,多见于肾炎,此病多见于3~8岁的儿童,2岁以下少见,有的婴幼儿由于盐结晶把尿布染红,不算病态。

4)小便呈棕黄色或浓茶色,摇晃尿液时,黄色沾在便盆上,泡沫也发黄,多见于黄疸型肝炎。

5)小便放置片刻有白色沉淀,如果婴幼儿一切正常,尿检查除盐类结晶外没有其他异常,不属病态,多喂点水,沉淀便会消失。

婴幼儿出现以上任何一种异常小便的情况，都应立即记录，并第一时间通知家长。

（2）大便

添加辅食后，婴幼儿的大便颜色跟所摄入的食物有关。这时婴幼儿的大便基本成形，臭味明显，一般1~2天一次，有时候好几天不排泄，也不必太过担心，有可能是婴幼儿在"攒肚子"。

异常大便通常有以下几种情况。

1）粪便量少，次数多，呈绿色黏液状。这种情况往往是因为喂养不足引起的，这种大便也称饥饿性大便，只要给予足量喂养，大便就可以转为正常。

2）大便中有大量泡沫，呈深棕色水样，带有明显酸味。这可能是由于婴幼儿摄入过多的淀粉类食物（如米糊等），对食物中的糖类不消化所引起的，如果排除婴幼儿肠道感染的可能性，就应该调整婴幼儿的饮食结构。

3）粪便中水分增多，呈汤样，水与粪便分离，而且排便的次数和量有所增多，这是病态的表现，多为肠炎、秋季腹泻等病。丢失大量的水分和电解质会引起婴幼儿脱水或电解质紊乱，应第一时间通知家长，立即带婴幼儿到医院就诊。

4）大便稀，呈黄绿色且带有黏液，有时呈豆腐渣样。这可能是霉菌性肠炎，患有霉菌性肠炎的婴幼儿同时还会患有鹅口疮，如果婴幼儿有上述症状，须到医院就诊。

5）大便恶臭，如臭鸡蛋味。这主要是婴幼儿蛋白质摄入过量，或蛋白质消化不良，应减少食物中蛋白质的摄入，等到婴幼儿大便恢复正常后再逐步添加辅食，还可以给婴幼儿用点多种维生素制剂，以帮助其消化。

6）大便变稀，含较多黏液或混有血液，且排便时婴幼儿哭闹不安，可以考虑是细菌性痢疾或其他病菌引起的感染性腹泻，应该及时到医院就诊。

7）大便为淘米水样，排便无腹痛，婴幼儿快速出现脱水、抽搐、休克等症状。这种情况提示婴幼儿患霍乱病的可能性比较大，必须立即到医院就诊，以免延误病情。

8）大便呈白色或陶土色，且伴有黄疸、瘙痒等症状。首先考虑是胆道梗阻，应该及时到医院检查和治疗，延误诊断和治疗会导致永久性肝脏损伤。

9）血便。血便的表现形式多种多样，如果婴幼儿肠道出血，首先应该回忆是否给婴幼儿服用过铁剂或大量含铁的食物，如动物肝、血引起的假性便血。如果大便呈赤豆汤样，颜色为暗红色并伴有恶臭，可能为出血性坏死性肠炎；如果大便呈果酱色可能为肠套叠；如果大便呈柏油样黑，可能是上消化道出血；如果是鲜红色血便，大多表明血液来源于直肠或肛门。以上状况均须立即到医院诊治。

婴幼儿出现以上任何一种大便异常的情况，都应立即记录，并第一时间通知家长。

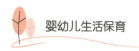

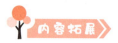

幼儿如厕的安全

3~6岁是幼儿身心健康发展的关键时期,同时也是养成良好行为习惯的奠基时期。幼儿走路喜欢蹦蹦跳跳,但在如厕时由于地面湿滑,难免会因站立不稳而摔跤。特别胆小的孩子一旦如厕摔跤,就会对如厕产生恐惧心理,在幼儿园憋尿,或在家要求家长陪同如厕。这样,既不利于孩子的身心健康,也不方便。那么,怎样教育幼儿安全如厕呢?

教师要嘱咐幼儿排队如厕,不能拥挤;要轻轻地、慢慢地走路如厕;看清男女标记如厕;如厕后要即时冲厕,保持便池的卫生。

做好家园共育,教师与家长可以举例幼儿如厕时的情景,分别描述正面(准确)与反面(不准确)的事例,鼓励孩子判断哪些小朋友做得对,哪些小朋友做得错,并讲明判断对错的理由。通过判断对错,让孩子明辨是非,知其然也知其所以然,理解深刻、记忆长久才能指导今后的行为,知错不犯错。

教师可以引导孩子诵读儿歌,让孩子记忆深刻。儿歌语言简洁,意思明了,便于理解,易于记忆。如儿歌:"如厕安全很重要,即时如厕不憋尿。依次排队不嬉闹,轻手轻脚防滑倒。便后冲厕要记牢,文明安全都做好。"

如果孩子如厕时不注意安全,教师就要采取适宜的教育对策,给孩子讲解如厕时不注意安全的危害,并告知孩子安全注意事项,让孩子树立必要的安全意识,时刻注意如厕安全。

若婴幼儿出现身体不适、无精打采、无端哭闹等情况,首先排查婴幼儿是否饥饿、是否感觉到冷或者热,如果上述情况都不是,保育师要通过观察婴幼儿大小便判断婴幼儿是否身体不适。

保育师观察婴幼儿大小便异常时,需要及时记录,并通知主班老师。

如遇大小便异常情况,需要立即就医的,要有一定的应急处理措施和细则,如观察到婴幼儿大小便异常→上报班主任→记录→排查特殊情况→通知家长→如遇紧急情况,应立即就医。

保育师在跟家长沟通婴幼儿状况时,为避免家长造成不必要的恐慌,沟通请遵守以下原则:①描述观察到的事实;②描述婴幼儿目前的状态,包括精神状态、情绪状态、游戏状态或异常状态;③询问是否在家有异常情况;④告知家长(或跟家长商量)解决方案。

任务实训

请你在实训/实习中参与幼儿如厕指导的保育工作，总结幼儿如厕指导保育工作的内容和感悟，请指导教师填写表5-2-2，评估自己的工作成效。

表5-2-2　幼儿如厕指导的考核标准

考核内容		考核点	评分要求	扣分	得分	备注
评估 （15分）	照护者	着装整齐	不规范扣1~2分			
	环境	干净、整洁、安全、温湿度适宜	未评估扣3分，不完整扣1~2分			
	物品	用物准备齐全	少一个扣1分，扣完3分为止			
	幼儿	独立意识、如厕习惯、如厕意愿	未评估扣4分，不完整扣1~2分			
		心理情况：有无惊恐、焦虑	未评估扣2分，不完整扣1分			
计划 （5分）	预期 目标	口述目标：幼儿正确如厕、身心舒适	未口述扣5分			
实施 （60分）	如厕前 准备	1. 幼儿了解如厕训练	不正确扣2分			
		2. 激发幼儿训练热情	不正确扣3分			
	如厕 训练	1. 发"排便信号"	未询问扣5分			
		2. 脱裤子	动作粗暴扣5分，位置不妥扣2分			
		3. 坐在便器上	强迫幼儿坐下扣5分			
		4. 排便	未用声音引导扣5分，态度急促、催促扣10分			
		5. 清洁屁股	未清洁扣10分，清洁不到位扣5分			
		6. 洗手	无口述或不正确扣5分			
	整理 记录	整理用物	无整理扣5分，整理不到位扣2~3分			
		洗手	不正确洗手扣5分			
		记录照护措施及幼儿情况	不记录扣3分，记录不完整扣1~2分			
评价（20分）		1. 操作规范，动作熟练	实施过程中有一处错误扣2分			
		2. 幼儿能正确如厕	未做到酌情扣1~5分			
		3. 态度和蔼，操作过程动作轻柔，关爱幼儿	未做到酌情扣1~5分			
		4. 与家属沟通有效，取得合作	未做到酌情扣1~5分			
		总分				

任务总结与反思

1. 请说明指导幼儿正确如厕的方法。
2. 如厕时易发生哪些意外。
3. 如何预防或处理如厕时的意外。

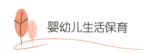

婴幼儿生活保育

任务三 婴幼儿如厕后保育

微课 婴幼儿
如厕后保育

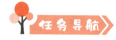

婴幼儿独立生活能力差，在如厕后，厕所便池上面可能留有尿渍、污渍。因此便池、便盆、坐便器、扶手在每次用完后要加强清洁与维护，既保证下次如厕的洁净卫生，又能养成良好的工作习惯。所以，每次幼儿如厕完毕，保育师要及时进行清理、消毒工作。

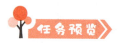

婴幼儿如厕后保育 —— 清理消毒便器
　　　　　　　　　 清洁地面和扶手

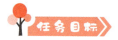

※ 知识目标

1）知道如厕后清洁消毒的内容与形式。
2）知道如厕后清洁消毒的工作方法和要求。

※ 能力目标

能够在幼儿园模拟环境下，模拟进行幼儿如厕后清洁消毒工作。

※ 思政和素养目标

1）培养学习精神和团队精神，培养学生良好的沟通能力和交流能力。
2）树立幼儿健康生活环境安全的工作意识。

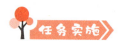

一、清理消毒便器

1. 清洁消毒蹲便池、坐便器、小便池

坐便盆或坐便器每次使用后及时冲洗，接触皮肤部位及时消毒。目的是清擦掉尿液或污染物，避免细菌感染幼儿。

1）用清水彻底冲刷便盆、便器、便池的内部、外部。
2）坐便盆或坐便器使用次氯酸钠类消毒剂消毒，使用浓度为有效氯400～700 mg/L，浸泡或擦拭留置消毒 30 min。

3）用干净抹布擦拭干净便盆、便器边沿及外部残留水迹，以便幼儿再次使用时干净卫生。

2. 卫生工具的摆放

卫生工具按照标志放回指定位置，专项专用，杜绝混用，消毒液、洗涤剂要置于幼儿不能触及的橱架或容器内，写清标志。

二、清洁地面和扶手

1. 清洁地面水渍、便渍

1）用厕所专用拖把或抹布擦净地面水渍、便渍，达到地面、墙壁干净，无臭味、异味。

2）确保地面清洁干燥，以防幼儿滑倒。

3）拖把或抹布使用次氯酸钠类消毒剂消毒，使用浓度为有效氯 400 mg/L，浸泡消毒 20 min，然后用生活饮用水将残留消毒剂冲净后控干或晾干放置。

2. 清洁消毒水龙头把手、扶手

水龙头把手、扶手、幼儿如厕时触摸的墙壁使用次氯酸钠类消毒剂消毒，使用浓度为有效氯 100～250 mg/L，消毒 10～30 min，可采用表面擦拭、冲洗消毒方式，消毒液留置 10～15 min，然后用干净抹布擦拭干净残留消毒剂。

保育师小窍门

保育师物品摆放技巧

（1）洗手池

水池台面——待洗的杯子。

扫帚、簸箕——放在指定地方。

毛巾——按标签要求，挂放在门背后（如标签脱落，及时贴好）。

窗帘——玻璃窗适当打开，纱窗拉上，窗帘放到离下窗口 20 cm 处。

各类记录本——挂在橱柜上的指定地方。

私人物品——放在写字台里。

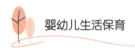

（2）盥洗室

水池——台面只能放洗手液和肥皂。

毛巾柜——上面放消毒后的毛巾，叠放要整齐，下面放用过的毛巾。

窗——每天开窗，保持室内空气流通。

（3）储藏室

橱柜——橱柜里面物品摆放整齐，橱顶只能放桌垫。

孩子衣物——挂放整齐。

幼儿毛巾、衣服筐、大垫子——摆放整齐，尽量放在隐蔽处。

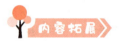

小班幼儿如厕保育工作指导要点如表5-3-1所示。

表5-3-1　小班幼儿如厕保育工作指导要点

内容		如厕前	如厕中	如厕后
观察要点		1. 幼儿如厕所需材料是否准备就绪 2. 幼儿面部表情是否有如厕需要	1. 幼儿裤子是否脱到相应位置 2. 幼儿使用厕纸的方法是否正确 3. 幼儿是否愿意等一等 4. 幼儿脱下裤子的时间是否合适	1. 幼儿是否愿意自己提起裤子 2. 幼儿盥洗后的衣着是否整齐 3. 幼儿是否知道便后冲厕、洗手
保教结合行为提示	保教人员站位1（盥洗室）	1. 检查厕纸是否充足 2. 检查便器是否安全完好 3. 检查地面干湿情况	1. 全面观察，及时用语言提醒并提供帮助 2. 个别指导女孩用厕纸的方法（一次拿一张，从前往后擦，用完扔进垃圾桶） 3. 用等待标记和语言提醒幼儿等一等 4. 提醒幼儿排队如厕时"前面幼儿开始提裤子的时候再脱裤子" 5. 家园沟通，请家长在夏季为幼儿穿着比较宽松的裤子，方便穿脱	1. 观察幼儿大小便情况，是否有异常 2. 提醒幼儿便后冲一冲 3. 提醒幼儿提起裤子后再离开，避免摔跤 4. 鼓励幼儿自己提起裤子，并用语言指导提裤子的方法 5. 当幼儿需要帮助时，先鼓励幼儿一件一件拉，老师再帮忙整理 6. 提醒幼儿洗手
	保教人员站位2（走廊）	1. 引导幼儿分组进入盥洗室 2. 提醒容易尿湿的幼儿及时如厕	1. 根据盥洗室内人数，适时引导幼儿进入盥洗室 2. 引导等待的幼儿观看盥洗图示	1. 观察、帮助（冬季）幼儿束裤子，用游戏化的方式，引导幼儿自己整理衣服，避免着凉 2. 引导幼儿不在走廊逗留，洗好手后进入下一环节
环境创设建议		1. 厕纸垃圾桶 2. 等待标记 3. 数字相框播放如厕步骤	1. 等待标记 2. 厕纸 3. 数字相框	1. 如厕后的料理提示 2. 冲水图示 3. 冲水按钮可装上能发出声音的"小手"，激发幼儿冲水的兴趣
行政巡视观察要点		1. 保教人员照料是否到位、提供的如厕用品（如厕纸）是否齐全 2. 是否及时发现孩子大小便的异常情况 3. 是否根据幼儿的能力适当提供自理的机会		

中班幼儿如厕保育工作指导要点如表5-3-2所示。

表5-3-2 中班幼儿如厕保育工作指导要点

内容		如厕前	如厕中	如厕后
观察要点		1. 幼儿如厕所需材料是否准备就绪 2. 从幼儿面部表情判断是否有如厕需要	1. 幼儿使用厕纸的情况 2. 是否熟练运用不同的如厕方式 3. 男孩脱裤子是否合适	1. 幼儿便后能否自己束裤子 2. 便后的衣着是否整齐 3. 便后能否主动冲厕、洗手
保教结合行为提示	保教人员站位1（盥洗室）	1. 检查厕纸是否充足 2. 检查便器是否干净、安全	1. 提醒女孩便后要使用厕纸，从前往后擦一擦 2. 提醒幼儿不将小便弄在马桶上 3. 引导幼儿蹲便时两脚放在便池两边的脚印上，将裤子往前拉 4. 及时处理蹲便器的尿液，保证蹲便器干净 5. 提醒男孩用正确的方法如厕	1. 观察幼儿大小便情况是否有异常 2. 提醒幼儿提起裤子后再离开，避免摔跤 3. 用幼儿能读懂的图示引导幼儿便后冲水、洗手、束裤子
	保教人员站位2（走廊）	1. 引导幼儿分组进入盥洗室 2. 提醒容易尿湿的幼儿及时如厕	1. 根据盥洗室内人数，适时引导幼儿进入盥洗室 2. 引导等待的幼儿做一些小游戏	1. 观察幼儿束裤子情况，给予帮助或引导幼儿互相帮助，并及时给予言语肯定，满足幼儿与老师个别交流的心理需求 2. 引导幼儿不在走廊逗留，洗好手后进入下一环节
环境创设建议		1. 厕纸、垃圾桶 2. 等待标记	1. 蹲便器上贴有脚印 2. 厕纸	1. 盥洗几件事图示 2. 束裤子图示
行政巡视观察要点		保教人员是否运用多种方法引导幼儿学习使用厕纸与提裤子的方法		

大班幼儿如厕保育工作指导要点如表5-3-3所示。

表5-3-3 大班幼儿如厕保育工作指导要点

内容		如厕前	如厕中	如厕后
观察要点		1. 幼儿如厕所需材料是否准备就绪 2. 幼儿面部表情是否有如厕需要	1. 能否正确使用不同如厕器具 2. 能否正确使用厕纸 3. 能否有序如厕	1. 幼儿能否自己整理衣服、穿戴整齐 2. 如厕后能否自觉主动冲厕、洗手
保教结合行为提示	保教人员站位1（盥洗室）	1. 检查厕纸是否充足 2. 检查便器是否干净、安全、完好	1. 提醒幼儿站稳了再脱裤子，避免摔跤 2. 提醒女孩如厕时提起裤脚，避免碰到地面 3. 建议男孩如厕时尽量不要脱掉外裤，鼓励他们利用裤子的门襟如厕 4. 提醒幼儿站在等待线或小脚印处耐心等待	1. 提醒女孩小便之后提好裤子再到外面来整理衣裤 2. 用图示、儿歌等方式提醒幼儿束裤子的关键步骤 3. 用图示提醒幼儿主动冲水、洗手，并学会节约用水

续表

内容		如厕前	如厕中	如厕后
保教结合行为提示	保教人员站位2（走廊）	1. 引导幼儿分组进入盥洗室 2. 提醒容易尿湿的幼儿及时如厕	1. 根据盥洗室内人数，适时引导幼儿进入盥洗室 2. 引导幼儿在走廊、教室内看看图书，或在植物角等待如厕	1. 鼓励幼儿互相检查帮助，将背后的衣服穿整齐 2. 鼓励幼儿穿好衣服后照照镜子 3. 引导幼儿不在走廊逗留，洗好手后进入下一环节
环境创设建议		1. 厕纸、垃圾桶 2. 等待标记	1. 厕纸 2. 如厕图示	1. 镜子 2. 束裤子图示
行政巡视观察要点		1. 保教人员是否关注孩子使用厕纸的方法 2. 保教人员是否鼓励孩子如厕后自己整理衣裤 3. 孩子等待的情况		

请你在实训/实习中参与如厕后的保育工作，记录下自己的收获与感想，请指导教师填写表5-3-4，来评估自己的工作成效。

表5-3-4 如厕后保育工作评估表

任务标准	评估结果		评价及建议
1. 扶手无异常，排水无异常，出水流畅	是	否	
2. 蹲便池或坐便器内外无尿渍、无异味	是	否	
3. 清洗、消毒、擦拭蹲便池扶手	是	否	
4. 坐便器每次使用后及时冲洗，接触皮肤部位及时消毒	是	否	
5. 确保地面不湿滑、无异味	是	否	
6. 便纸盒已经消毒	是	否	
7. 便纸摆放的位置合适	是	否	
8. 便纸及洗护用品充足	是	否	
9. 洗手液摆放位置合适	是	否	

1. 婴幼儿如厕保育中，都会遇到哪些状况。
2. 如何给婴幼儿更换纸尿裤。
3. 给婴幼儿更换纸尿裤的时间点怎么把握。
4. 如何引导婴幼儿便后洗手。
5. 设计一系列活动，让婴幼儿了解便后洗手的重要性。
6. 大小便异常分别都有哪些状态。

项目六　婴幼儿饮水保育

水是生命之源，人体一切的生命活动都离不开水。每天保证充足的摄水量对人体生理功能的正常运转至关重要。《幼儿园教育指导纲要》明确指出：幼儿园必须把保护幼儿的生命和促进幼儿的身体健康放在首位。《3-6岁儿童学习与发展指南》在生活习惯与生活能力的目标中也指出：3～6岁幼儿要愿意饮用白开水，不贪喝饮料。在教育建议中指出：幼儿要多喝白开水，少喝饮料。托幼机构要重视幼儿的一日饮水活动，确保幼儿每天喝足够的水，优化喝水环节，合理组织幼儿饮水活动。《婴幼儿膳食指南》在1～3岁幼儿喂养指南中指出：此年龄段的婴幼儿每天应足量饮水，少喝含糖高的饮料，确保饮食卫生，严格餐具消毒。婴幼儿在托幼机构每天都要饮水，这就要求保育师能够规范合理的清洁饮水容器并为幼儿准备充足的饮用水，并在幼儿饮水时合理地进行组织管理并且帮助幼儿养成良好的饮水习惯。

任务一　婴幼儿饮水前保育

微课　婴幼儿饮水前保育

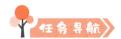

安安老师需对盥洗室里的直饮机进行"清—消—清"工作，从而保证幼儿饮水设备的安全与卫生。安安老师要过滤水龙头，以保证水质的新鲜与安全；同时为幼儿提供适宜水温的饮用水。在幼儿进行午休时，安安老师还要再一次对直饮机进行"清—消—清"工作。幼儿在每日的教育活动、户外活动、午休后都要统一饮水。安安老师在幼儿每次饮水前需进入盥洗室对盥洗室的地面进行检查，防止地面湿滑造成幼儿摔倒，从而保证幼儿的安全。

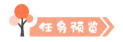

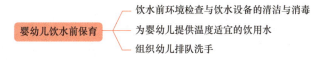

婴幼儿生活保育

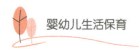

※知识目标
1）掌握饮水前物品、环境准备的内容及细则。
2）掌握环境准备、物品准备的流程和技巧。
3）掌握组织婴幼儿饮水前保育工作的任务细则。

※能力目标
1）能够模拟直饮机、饮水桶的清洁与消毒。
2）能够控制水温，为婴幼儿冲泡奶粉。
3）能够合理组织幼儿饮水前的活动。

※思政和素养目标
1）树立以婴幼儿为中心的育人理念。
2）具备良好的沟通和交流能力。
3）加强社会责任感及岗位意识，树立劳动光荣意识，培养工匠精神。

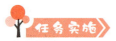

一、饮水前环境检查与饮水设备的清洁与消毒

在幼儿饮水前，保育师需进入盥洗室检查地面是否湿滑，如地面有水要及时擦干防止幼儿滑倒摔伤。保育师在每日早晨入园后、幼儿午休期间对托幼机构的饮水设备进行清洁与消毒，进而保证饮水设备的卫生与使用安全。

1. 检查饮水环境

保育师在幼儿进入盥洗室饮水前首先检查地面是否干燥，如有水渍要及时用盥洗室专用的墩布擦干，防止因地面湿滑造成的幼儿摔倒。

2. 准备清洁消毒物品

1）穿好围裙，戴好口罩及手套。
2）准备清洁消毒用具。
3）配置消毒液。
4）"清—消—清"直饮机的水龙头、外壁及水槽。
5）使用洗手液、流动水洗净双手。

图6-1-1为保育师穿着、物品准备示例图。

项目六 婴幼儿饮水保育

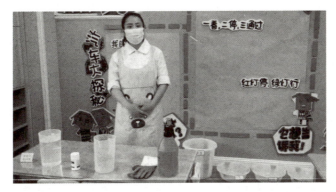

图6-1-1 保育师穿着、物品的准备

3. 清洁消毒直饮机

（1）清洁用品

容器：备好专用消毒水盆、清洁水盆，盆上标有"清"和"消"的字样；准备1000 mL量杯；残渣盘。

抹布：准备三块抹布，保育师应对这三块抹布做好区分，清洁抹布1，消毒抹布和清洁抹布2，可以使用不同颜色的抹布，或者在放置抹布的区域做好标签，如图6-1-2所示。注意"消毒"毛巾不得是带颜色的，以免消毒水使其变色。

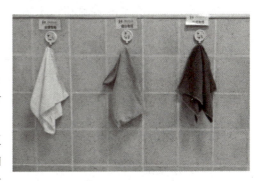

图6-1-2 抹布存放

（2）直饮机消毒液配制

佩戴橡胶手套，使用消毒剂、量杯按照比例严格配制，具体如表6-1-1所示。

表6-1-1 直饮机消毒液配制表

消毒剂种类	消毒液有效氯含量	稀释浓度	消毒剂剂量	水量	消毒方法
84消毒液配比	250 mg/L	1∶200	5 mL	1000 mL	浸泡、擦拭
含氯泡腾片配比	250 mg/L	1∶200	1片（0.75 g）	1000 mL	浸泡、擦拭

第一步：用清水抹布1擦拭直饮机水龙头、外壁及水槽，这一步主要是进行基础的清洁，保证水龙头的清洁与卫生。

第二步：使用已浸入消毒液的抹布，拧干后擦拭水龙头、直饮机外壁及水槽，消毒液的停留时间为10 min。

第三步：使用清洁抹布2清洁消毒液，确保幼儿饮水前饮水机的清洁与卫生，不残留消毒液。

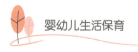

（3）放水

在清洁、消毒完成后，保育师需放空1~2盆饮用水，防止水龙头口有消毒液残留，促进直饮机内水的循环，保证水的卫生与安全。

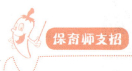

如何将顽固的水垢清除

直饮机的出水口和水槽经常会沾到各种各样的污渍或者被污染，一些清洁、洗涤用品如果使用或操作不当会使出水口处的表面没有光泽，并且常常会残留一层灰白色的水垢。如何将这些顽固的水垢清除呢？其实只要利用家里的一样东西就能轻松去除这些烦人的水垢。去除水垢的神器就是牙膏，用干净的抹布蘸取适量牙膏，擦拭水龙头。一些抹布难以清洁到的死角，可以用牙刷蘸着牙膏擦拭。但要记住，切勿用酸性的或具有研磨作用的清洁剂、钢丝刷来"折磨"水龙头，以免破坏水龙头表面。只有把污垢去掉，才能彻底避免细菌的滋生。

4. 清洁、消毒饮水桶

（1）饮水桶的清洁

1）掀开饮水桶的盖子，里面朝上放在桌子上，避免其污染；搬动饮水桶，倾斜倒掉里面的剩水；如有水垢，需用干净的抹布擦除，保持干燥；每日清洁一次，在幼儿离园后进行饮水桶的清洁工作。

2）用清洁饮水桶的专用清洁布擦拭饮水桶内胆的周边和底部，然后用热开水将内胆周边和底部的渣滓冲洗干净，保证饮水桶全身清洁、无死角。

3）用专用清洁布重点擦拭饮水桶的水龙头并用沸水冲洗干净、杀菌、消毒，保持干燥。

4）饮水桶外部用另一块专用半干的干净抹布擦拭。

（2）饮水桶的消毒

每天用开水消毒饮水桶内壁，外侧用相应配比的消毒液擦拭。

5. 安全事项

1）清洁消毒时观察周围是否有幼儿，如果有幼儿走动，提示幼儿到其他区域活动，以免发生危险。

2）在进行清洁消毒工作时应佩戴好塑胶手套，防止清洁用品伤害皮肤。

3）洗刷消毒结束，及时清理地面、水池卫生，做到地面无积水、池内无残渣。

项目六 婴幼儿饮水保育

> **小任务练一练**
>
> 请你尝试清洁和消毒直饮机,并从以下几个方面总结你的工作过程。
> 工作目的:_____
> 工作准备:_____
> 工作过程:_____
> 工作反思:_____
> 教师指导建议:_____

二、为婴幼儿提供温度适宜的饮用水

保育师完成饮水设备的清洁与消毒工作后,需要根据婴幼儿的活动量、饮食和天气情况为婴幼儿准备温度适宜、数量充足的饮用水。

1. 准备饮用水

(1)准备白开水

将水质新鲜的开水倒入保温桶内,以备婴幼儿饮用。

保育师解读

以《生活饮用水卫生监督管理办法》《学校卫生工作条例》《托儿所幼儿园卫生保健管理办法》为依据进一步加强托幼机构幼儿饮用水卫生,保障幼儿的饮水安全。托幼机构安排专人负责定期检测饮用水,以保证水质符合国家饮用水标准。托幼机构安排专人对饮水设施及饮用水进行管理,做到专人专管、定期清洗、消毒;经常观察饮水设施内外部的卫生和水质情况,及时清除污垢,保证师生饮用水的干净和卫生;对托幼机构饮用水设施进行必要的保养,以确保供水设施能正常使用;定时对饮水设施更换滤芯,每天或定期做好清洗消毒设备的记录。

(2)准备桶装水

保育师应提前检查饮水设备内的水是否正常、水量是否能满足婴幼儿一天的饮水量。如果饮用水长期未用完或水量不足,保育师应及时更换及补充,以确保婴幼儿能饮用卫生、足量的饮用水。饮用水尽量在一天内用完(根据班级婴幼儿数量而定),否则水质会不新鲜,影响婴幼儿身体健康。

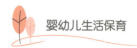

（3）提供饮料

在准备饮用水的同时，保育师可以根据季节的变化为幼儿提供一些饮料来满足幼儿的需求。例如，在炎热的夏季，保育师可提供绿豆汤或酸梅汤让幼儿饮用，从而起到防暑降温的作用。寒冷的冬季，保育师可以提供豆浆帮幼儿保温防寒。保育师前往托幼机构的食堂领取班级饮用的饮料，将饮料的凉杯放到桌上供幼儿倒取饮用，如图6-1-3所示。

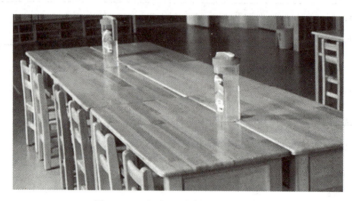

图6-1-3 为幼儿准备的饮料凉杯

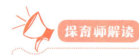

> 白开水是最适合婴幼儿饮用的。桶装水应选择矿泉水和纯净水交替饮用。纯净水是纯天然水经过十几道过滤层对水处理、提纯和净化后得到的水。在处理过程中，除去水中的细菌、病毒、杂质的同时，也把其中对人体有益的微量元素和无机矿物质几乎全部滤掉。长期饮用纯净水会造成体内微量元素丧失，从而引发疾病，所以长期单一饮用纯净水不利于婴幼儿的身体健康。

2. 控制水温

托幼机构为婴幼儿准备的饮用水，最好将水温控制在50～70℃之间，为幼儿提供符合卫生标准的饮用水。

使用饮水机的托幼机构要注意冷热开关调节，使温度适中。饮水前，保育师先接通电源，打开开关，等水烧开后再组织婴幼儿饮用。（年龄较小的婴幼儿应由保育师协助完成接水的动作，以保证安全，热水出水口处在使用完毕后最好加上安全锁，以防烫伤。幼儿在接热水时应由保育师在一旁监护并协助，时刻注意安全以防出现危险。）

使用饮水桶的托幼机构：夏季天气炎热，保育师可以将烧开的水提前接到凉杯里，晾凉后可以让婴幼儿直接饮用。

使用直饮机的托幼机构：全电脑操作，一键接水水温在50℃左右，为幼儿提供符合卫生标准的饮用水。幼儿饮水前需放水，保育师用手背感受水温，以免水温过热。

3. 冲泡配方奶

1）冲配方奶粉的水温：通常泡奶最适宜的温度是40～50℃。

2）用开水再次冲洗已经消毒好的奶瓶和奶嘴。

3）保育师按家长要求的量，把温开水倒入奶瓶中达到合适的刻度，将奶瓶拿到与眼睛平行的高度检查，观察水量和调配的奶浓度是否合适。

4）严格按照奶粉罐上的说明，将奶粉倒入已装好温开水的奶瓶中。

5）把胶盖和胶垫圈装到奶瓶上旋紧，使奶瓶封闭，再摇动奶瓶，使奶粉与水充分混合。

4. 注意事项

1）饮水机和饮水桶应放置在安全的位置。

2）开水不进班，注意安全，避免烫伤幼儿。嘱咐婴幼儿不去掀饮水桶的盖子以及不去触碰桶壁。

小任务练一练

请你尝试组织下面的活动，并进行活动实施记录。

内容：冲泡奶粉

步骤一：用开水再次冲洗已经消毒好的奶瓶和奶嘴。

步骤二：保育师按家长要求的量，把温开水倒入奶瓶中达到合适的刻度，将奶瓶拿到与眼睛平行的高度检查，观察水量和调配的奶浓度是否合适。

步骤三：严格按照奶粉罐上的说明，将奶粉倒入已装好温开水的奶瓶中。

步骤四：把胶盖和胶垫圈装到奶瓶上旋紧，使奶瓶封闭，再摇动奶瓶，使奶粉与水充分混合。

步骤五：将奶液滴至手腕处感受冲泡奶的温度。通常泡奶最适宜的温度是40～50℃。

工作目的：＿＿＿＿＿＿＿＿＿＿＿＿＿＿＿＿＿＿＿＿＿＿＿＿＿＿＿＿

工作准备：＿＿＿＿＿＿＿＿＿＿＿＿＿＿＿＿＿＿＿＿＿＿＿＿＿＿＿＿

工作过程：＿＿＿＿＿＿＿＿＿＿＿＿＿＿＿＿＿＿＿＿＿＿＿＿＿＿＿＿

＿＿＿＿＿＿＿＿＿＿＿＿＿＿＿＿＿＿＿＿＿＿＿＿＿＿＿＿＿＿＿＿＿

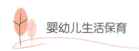

婴幼儿生活保育

工作反思：_____
_____
教师指导建议：_____

三、组织幼儿排队洗手

保育师在组织幼儿进行饮水前，首先要组织幼儿排队，有序进入盥洗室洗手。

1. 有序组织幼儿饮水

幼儿在区域活动、教育活动、户外活动后进行班级内统一的饮水活动，教师与保育师要有序组织幼儿，减少拥挤、等待现象，保育师在活动结束前需提前来到盥洗室检查盥洗室地面，之后走到盥洗室门口组织幼儿排队。在组织幼儿排队进入盥洗室进行饮水时，教师在活动区组织未轮到饮水的幼儿活动，如图6-1-4所示。

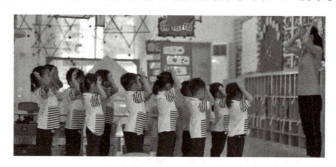

图6-1-4　教师带领未饮水的幼儿活动

幼儿午休结束后，要组织幼儿饮水，保育师带领已经穿完衣服完成盥洗的幼儿饮水，主班教师及配班教师在睡眠区指导、协助幼儿梳头发、穿衣服及整理床褥。

2. 组织排队

保育师在幼儿进入盥洗室前有序组织排队，组织幼儿分批次饮水，每次进入5～6人；在幼儿排队等待时，叮嘱幼儿安静、有序，不推不挤，按顺序进入盥洗室，如图6-1-5所示。

与教师配合在饮水区域用不同标记或图案画出等待区、接水区、喝水区，让幼儿按照标识前进，进而培养幼儿有序喝水的习惯，如图6-1-6所示。

3. 组织洗手

幼儿排队进入盥洗室后，保育师组织幼儿在饮水前进行双手的清洗。有序排队等待洗手，如图6-1-7所示，在幼儿洗手时保育师对马虎、不专心、不会控制水流大小、不会用正确方法洗手、未卷起衣袖、洗手时贪玩的幼儿进行及时提醒与引导,如图6-1-8所示。幼儿在洗手时如地面溅上水保育师需及时擦干以免幼儿滑倒。

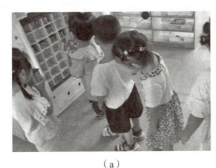
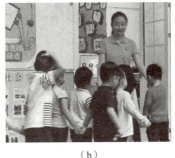

(a)   (b)

图6-1-5 保育师组织幼儿排队

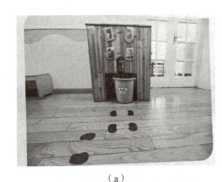
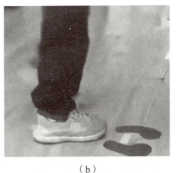

(a)   (b)

图6-1-6 饮水区等待的图标

保育师解读

《3-6岁儿童学习与发展指南》中明确指出托幼机构应为幼儿提供健康、丰富的生活和活动环境,满足他们多方面发展的需要。根据指南要求保育师应结合幼儿的生活进行安全、保健教育;需为婴幼儿创设良好的饮水环境。

展示内容:在地面贴上标记,如小脚印、小圆点、排队线、拐弯的箭头等。

设计思路:幼儿各种习惯从培养到养成是需要花很大工夫的。在培养的过程中,一定要给孩子创设一个良好的环境,利用标记让孩子知道有序排队、学会等待、不争不抢、倒完水让出水龙头靠墙站。孩子们从原先的推推挤挤喝水到积极有序地排队喝水和老师创设的饮水环境有关,老师为孩子创设简单易懂的标记,让孩子在标记的指引下有序喝水。

婴幼儿生活保育

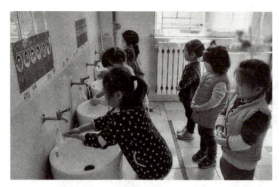

图6-1-7 幼儿排队洗手

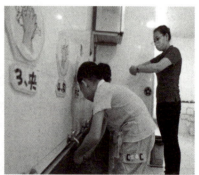

图6-1-8 保育师指导幼儿洗手

保育师支招

已经是小班第二个学期了,孩子们也渐渐地适应幼儿园的生活,每天户外活动回来都会自觉排队喝水。可是排队时,孩子们总是你争我抢、你推我挤,还有几个调皮的孩子总要插队,一个顶一个地往前挤,最前面的孩子被挤得摇来晃去,结果一下子把水都撒在自己身上了。对于这样的现象我提醒了好几次,可是没有起到多大的作用,一会儿队又乱了。这样的情况在别的活动中也屡屡发生,不仅影响了正常的教学秩序也容易造成意外事故,真是让人头痛。

户外活动后回到教室我也口渴了想喝点水,忽然我的脑子灵光一闪,于是我端着杯子悄悄走到了队伍末尾。孩子们看见了都用大大的眼睛看着我,有个孩子问:"老师你干什么呀?"我说:"排队喝水呀?"他皱着眉头不解地说:"老师喝水也排队呀?"我回答:"对呀!小朋友喝水要排队,老师喝水也要排队!这样才是好孩子呀!咱们一起比赛看谁排队排得好,好吗?"他们马上说:"好。"那几个调皮的孩子也马上排到了我的后面,看到这我不自觉地笑了。

这些活动让我深切地感到:幼儿教师的一举一动都会影响、熏陶甚至感召孩子,对幼儿成长起着耳濡目染、潜移默化的作用;幼儿的常规习惯养成非一朝一夕,需要有重点地关注、教育,并采取多种方式进行培养。另外,常规教育也要因时而异、因人而异、因事而异。教师更应把握一切的教育契机,让幼儿在具体的环境中,通过亲身活动和情感体验来接受教育,也使幼儿能相对独立地解决力所能及的小问题,从而最终真正理解行为规范的要求。

——来自中班芳芳老师的教育故事

项目六 婴幼儿饮水保育

4. 注意事项

1）幼儿在排队过程中如出现拥挤、打闹等情况时，保育师需立即制止。
2）引导幼儿认识地面上的图标，并根据标识排队及活动。

保育师支招

保育师在组织幼儿洗手的时候可以念着儿歌，提醒幼儿正确的洗手方法。

洗 手 儿 歌

洗前先卷衣袖口，打开龙头湿湿手，
抹点香皂搓搓手，手心相对搓一搓，手背相靠噌一噌，
手指中缝相交叉，指尖指尖转一转，握成拳，搓一搓，
手指手指别忘掉，手腕手腕转一转。
再用清水冲冲手，冲干净，甩三下，一二三，去擦手。
做个整洁好宝宝。

小任务练一练

中班里幼儿们的户外活动即将结束了，如果你是中班的保育师，你会如何组织班级内的幼儿排队？

工作目的：_____
工作准备：_____
工作过程：_____
工作反思：_____
教师指导建议：_____

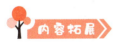

在饮水前的工作中，保育师除了饮水环境的准备、饮水设备清洁消毒、为幼儿提供卫生安全且温度适宜的饮用水外，还需要配合教师对盥洗室——幼儿饮水区域进行墙饰布置，进而提升幼儿对饮水的兴趣，如图6-1-9所示。

129

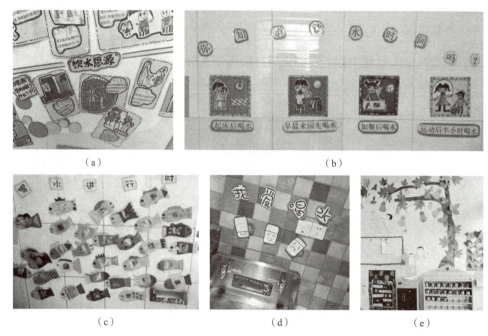

图 6-1-9 托幼机构饮水区域的布置

任务实训

请你在实训/实习中参与饮水前的保育工作，记录下自己的收获与感想，请指导教师填写表 6-1-2，来评估自己的工作成效。

表 6-1-2　幼儿饮水前保育工作评估表

内容	标准	是	否	评价与建议
清洁消毒前准备	依照要求规范着装			
	物品准备齐全，摆放合理			
	按要求配置消毒液，配置过程规范			
	按要求洗手			
清洁消毒直饮机	消毒液摆放位置合理			
	清洁抹布分类清楚，无混淆			
	遵照"清—消—清"程序			
	擦拭过程未留空隙			
	消毒液滞留时间达到 10 min			

项目六　婴幼儿饮水保育

续表

内容	标准	是	否	评价与建议
清洁消毒饮水桶	按要求配置消毒液，配置过程规范			
	清洁抹布分类清楚，无混淆			
	水桶清洁擦拭和冲水顺序正确			
准备饮用水	水温控制合理			
	符合防止污染要求			
	安全放置			
进餐前保育的工作反思				

注：表中最后一行由学生填写，其他部分由教师或实习指导教师观察后填写。

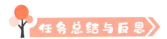

1. 饮水前保育工作都有哪些任务。
2. 请说明饮水桶清洁消毒的步骤和要求。
3. 如何在幼儿饮水前有序组织幼儿排队。

任务二　婴幼儿饮水时保育

微课　婴幼儿饮水时保育

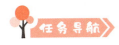

安安老师在有序组织幼儿排队、进入盥洗室洗手结束后引导幼儿走到水杯柜前拿取自己的水杯，到直饮机前接水，再到规定区域饮水。安安老师这时要关注幼儿的接水、饮水情况，在饮水过程中培养幼儿饮水的习惯，对体弱儿、平日饮水少的幼儿等要特别关注。安安老师要随时关注盥洗室的地面情况，随时擦干盥洗室、厕所地面的水，防止幼儿摔倒。在幼儿饮水时如发生呛水等突发情况应做出及时处理。幼儿饮水完毕后，安安老师应提醒幼儿把水杯放回原处，有序离开盥洗室回到活动区自己的座位上坐好。

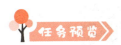

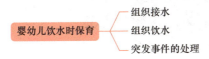

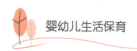

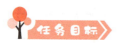

※知识目标

1）掌握婴幼儿饮水时保育的工作内容和细则。

2）掌握婴幼儿发生突发状况时的应急处理方法。

※能力目标

1）能够根据幼儿的年龄阶段进行接水、饮水的指导。

2）能够处理婴幼儿在饮水时出现的突发状况。

※思政和素养目标

1）树立以婴幼儿为中心的育人理念。

2）具备协同合作的育人理念。

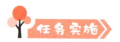

一、组织接水

安安老师在幼儿洗手后，组织幼儿有序地拿取水杯并接水，并在幼儿接水环节中全程关注与指导。

1. 组织幼儿拿取水杯

1）排队拿水杯过程中提醒幼儿不拥挤，需耐心等待。

2）指导幼儿排队从水杯橱里取出自己的水杯。

3）观察幼儿拿取水杯以及保持水杯清洁的情况，如发现问题，可根据幼儿的年龄特点及需求给予指导。图6-2-1为幼儿拿取杯子示例图。

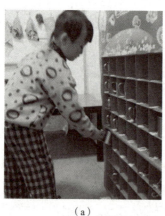
（a）

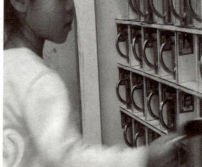
（b）

图6-2-1　幼儿拿取杯子

项目六 婴幼儿饮水保育

保育师支招

在托班或小班幼儿入园前,保育师应协助教师为每个幼儿的水杯制作不同的标记,如小花、太阳、草莓、香蕉等,也可以贴上幼儿的姓名,或在幼儿放置水杯的柜子上贴上幼儿的照片,方便幼儿找自己的水杯,如图6-2-2所示。同时教幼儿认识并记住自己水杯位置上的标记。

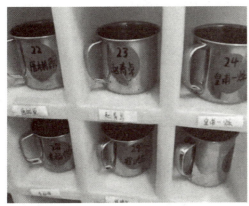
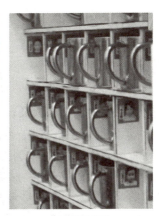

(a)姓名标识　　　　　　　　　(b)照片标识

图6-2-2　幼儿水杯标识

2. 组织幼儿接水

保育师在幼儿接水时要时刻关注幼儿的接水情况,对有不同需要的幼儿给予帮助,指导态度要亲切、有耐心。

(1)幼儿接水的指导

1)指导幼儿握好水杯把手,将水杯置于水龙头下方,对准水龙头。

2)指导幼儿接水时拿稳水杯,一手握杯柄,一手按压(旋转)水龙头,避免水洒出和水杯滑落。

3)指导幼儿眼睛看着水杯,接半杯或者2/3杯水。

4)指导幼儿接水后根据图片的对比感知水的多少,如图6-2-3所示。

5)及时关闭水龙头。

(2)接水时要适当提醒

1)提醒幼儿接水时水不宜接满以免漏出、洒出,注意安全,避免烫伤和滑倒。

2)提醒幼儿接水时,手不触碰水龙头以免造成水龙头污染。

3)提醒幼儿喝多少接多少,不够时可以再续水,不浪费水。

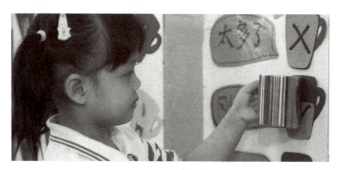

图6-2-3 幼儿接水后水量的对比

保育师支招

孩子们在接水,轮到圆圆时,只见他手里拿着杯子,站在饮水机旁不动,我提醒他说:"圆圆,接水呀!"圆圆看着我小声说:"老师,我不会接水。"站在圆圆身后的月月按捺不住了:"圆圆,你把杯子放到水龙头下,往下按水龙头,水就流出来了。"旁边的几个孩子也跟着小声地说起来:"一只手拿杯子,一只手按水龙头。""先多接凉水,再少接些热水。""快接吧圆圆,很简单。"于是,我拿起一个杯子,给圆圆做起了示范(慢动作)。"看,接水很简单的哦,自己来试一试。"在小朋友和老师的鼓励下,圆圆终于自己接了一杯水,举起杯子,高兴地对我说:"老师,你看!"我冲他点了点头,向他竖起大拇指。

分析与提示:小班幼儿在喝水环节中,除了缺乏喝水的意识和习惯之外,还存在因为自身的动作发展不熟练而造成喝水技能欠缺的困扰。针对幼儿在认知、技能等方面存在的不同问题,保育师应采取适宜的、有针对性的指导措施,这样才能使问题得到有效解决。

3. 注意事项

1)幼儿接水时如出现洒水情况,保育师需及时擦拭、整理饮水区域,保持地面干燥和整洁。

2)保育师要保持饮水机水槽整洁干燥、饮水杯架整洁干燥。

小任务练一练

如果你是中班的保育师,请模拟如何指导幼儿拿水杯及接水的环节。

工作目的:_____

项目六 婴幼儿饮水保育

工作准备：_____
工作过程：_____
工作反思：_____
教师指导建议：_____

二、组织饮水

幼儿已经用水杯接完水准备饮水，接下来保育师要关注幼儿的饮水情况，对有需求的婴幼儿给予指导和帮助。

1. 指导婴幼儿饮水

（1）0～3岁婴幼儿饮水指导

1）一岁以前的婴儿保育师需用奶瓶给婴儿喂水，如图6-2-4所示。

2）一岁后，保育师可训练幼儿自己喝水，这时可以往幼儿杯子里少倒些水，保育师协助幼儿用手扶着小水杯喝。

3）一岁半前保育师可训练幼儿用奶瓶或吸管杯喝水，如图6-2-5所示。

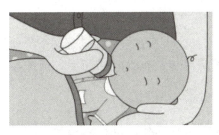 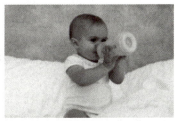

图6-2-4　给婴儿喂水　　　　图6-2-5　婴幼儿用奶瓶饮水

（2）对小班幼儿的饮水指导

1）将幼儿安排到指定位置等待饮水。

2）保育师应将温度适宜和水量适中的饮用水倒入幼儿的杯子中，放置在幼儿的前面。

3）嘱咐幼儿轻轻地端起水杯，右手持杯柄，左手扶杯身，避免水洒出和杯子滑落，如图6-2-6所示。

4）缓缓地倾斜水杯，一口一口地喝水。

（3）对中、大班幼儿的饮水指导

1）要求幼儿独自接水。

2）要求幼儿接水后，端水回到自己的座位，坐下安静地喝水，喝完可再接。

3）指导幼儿开始喝时应小口尝试，避免烫嘴，若水较烫，要等水凉后再喝，要一口一口地喝水，不能着急。

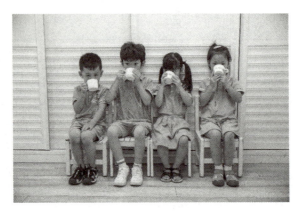

图6-2-6 幼儿正确拿杯方法

4）喝水时，保育师应提醒幼儿不要说笑，不要玩水，以免把水撒到地面上。

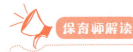 保育师解读

不同月龄的婴幼儿最佳饮水装备

（1）6个月：奶嘴式训练杯

婴儿6个月左右，就可以训练用手来抓住、握住东西。但是这个阶段的婴儿还只能吮吸食物，可以给婴儿使用奶瓶式训练杯，如图6-2-7所示，训练其将杯子送到嘴边的准确程度。

（2）6～9个月：鸭嘴式训练杯

当婴儿长到半岁后，可以给其使用鸭嘴训练杯，如图6-2-8所示。这种训练杯可以让婴儿一口喝到更多的水，对婴儿日后使用水杯很有好处。

（3）9～12个月：宽口式训练杯

这个月龄婴儿的抓握能力和吮吸能力都有所提高，所以需要选择流水量比鸭嘴式训练杯还要大的杯子，也就是宽口式训练杯，如图6-2-9所示。

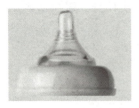 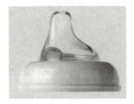 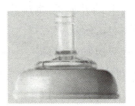

图6-2-7 奶嘴式训练杯　　图6-2-8 鸭嘴式训练杯　　图6-2-9 宽口式训练杯

项目六 婴幼儿饮水保育

保育师支招

问题：幼儿喝水时喜欢边喝边玩怎么办？

情景再现：幼儿喝水时总会被水龙头的流水所吸引，口杯里接满了水还不知道关闭水龙头；接了水不喝，和小伙伴互相倒水玩，甚至喝水时"咕噜噜"地吐泡泡玩；有些幼儿虽然接了一杯水，但只喝几口，剩下的趁老师不注意全部倒掉。

分析：此类现象在托小班居多，其主要原因与幼儿年龄有极大的关系。幼儿喜欢游戏，喜爱模仿，所以幼儿将喝水也当成一种游戏，喝水时总会伴随着玩水和说闹。对于中大班幼儿，因其交往需要明显提高，沟通交流的意识明显增强，由此盥洗室就成了他们说笑聊天的场所了。

问题解决：运用"案例分析—榜样引导"的策略。

（1）开展谈话活动

保育师在幼儿饮水前向幼儿进一步讲清楚饮水要求，让幼儿知道饮水时边喝边聊会带来的危险。例如，接水时没有注意杯子，很容易接得过多、过满，将水洒到地面、衣服或者是鞋子上；喝水时说笑，便很容易将水呛到气管，造成危险；聊天不仅会影响自己饮水的速度，还会影响下一组小朋友饮水。当意识到边喝边聊带来的这些不便和危险后，幼儿会自觉减少饮水时说笑或是打闹的行为。

（2）发挥成人的榜样作用

要求幼儿按照饮水规则喝水的时候，教师和家长也要时刻提醒自己，注意自己的一言一行，饮水时避免出现成人之间聊天、说笑的情况，做好幼儿的榜样。"身教胜于言教"，只有这样才能达到事半功倍的效果，进一步稳定、固化幼儿的良好行为习惯。

2. 关注婴幼儿的饮水量

1）保育师应按时提醒幼儿喝水，每次尽可能喝足，表6-2-1为保育师提醒幼儿饮水时间表。

表6-2-1 保育师提醒幼儿饮水时间表

饮水时间段	饮水的大致时间	饮水时间段	饮水的大致时间
第一次教育活动后	9:30	午睡起床后	14:30
做操后	10:15	下午游戏后	15:30
第二次教育活动后	10:45	户外活动后	16:30

2）提醒幼儿渴了就要主动喝水。

3）对不爱喝水的幼儿，保育师应格外注意引导他们喝水。

4）对于体质差、感冒、患病初愈、咽喉肿痛的幼儿，应提醒幼儿多饮水。

5）依据幼儿个体差异，了解并熟记每个年龄段幼儿的饮水量，表6-2-2为各年龄段婴幼儿每日需水量。

表6-2-2　各年龄段婴幼儿每日需水量

年龄	平均体重/kg	每天每公斤体重需水量/mL	每天总量水量/mL	每天喝水杯数（每杯按200 mL计）
1	10.2	120～135	1200～1400	3～4
2	12.6	115～125	1450～1550	4～5
3	14.7	110～120	1600～1750	5～6
4	16.2	105～115	1700～1850	6～7
5	18.4	100～110	1800～2000	7～8
6	20.2	90～100	1850～2050	8～9

保育师支招

在一次喝水环节中，李老师说："小朋友们从第一组开始，一组一组地去杯架前拿水杯，然后到饮水桶前排好队，按顺序喝水。"轮到第二组的小朋友喝水了，小朋友们站成一队，只有洋洋拿着水杯站在队伍旁边玩。

洋洋说："我不想喝。"

明明报告说："老师，洋洋说他不喝水。"

李老师说："洋洋站到队伍中去，小朋友都在喝水，你也必须喝水。"

（1）问题

本案例中，洋洋小朋友为什么不想喝水呢？保育师应询问洋洋不想喝水的原因，应关注到不同个体的不同需要，不能要求所有的孩子同时喝水、喝一样多的水。如果洋洋刚刚喝过水了，那就的确不需要再喝一次了。保育师不能因为管理的便利而忽视幼儿的个体差异，不能一刀切地要求"必须喝水"。

（2）策略

1）开展活动，引导幼儿了解水对身体的重要性。

保育师可以带领幼儿给种植区的花草浇水，让他们通过自己的观察发现浇过水的花朵和叶片更精神、更鲜亮，这是吸收了水分的缘故；还可以通过放映动画片让幼儿了解水是生命的源泉，是维持生命必不可少的物质；还可请家长配合，帮幼儿积累一些饮水的常识。

2）制定饮水的规则，坚持灵活的方法。

保育师连同教师要给幼儿制定明确的饮水规则，并着重指导一些关键时段的饮水，比如早晨、午睡起床后以及运动后，而其他时段则可以采取统一组织与自愿相结合的原则，既保障重要时段的饮水量，又给予幼儿认识自己需要、按需取用的权利与自由，即幼儿既可以在集体组织的饮水环节中饮水，也可以在口渴的时候自行饮水。

3. 注意事项

1）在幼儿饮水过程中如遇到水洒到地上等情况，保育师需及时擦干地面，防止幼儿摔倒。

2）保育师要随时关注幼儿的饮水情况，尤其是生病和不爱饮水的幼儿，及时提醒幼儿自主饮水。

3）在幼儿户外运动结束 10 min 后再组织幼儿饮水，运动后喝水要少量、多次、慢喝。

4）饭前不宜组织幼儿喝水，喝水可使胃液稀释、消化液被冲淡，不利于食物消化，也影响食欲。

小任务练一练

托班、小班的不少幼儿在幼儿刚入托幼机构时还不会独立饮水，不认识自己的水杯，不会接水，更不会正确使用水杯进行饮水。作为保育师，你将如何对托班、小班的幼儿进行饮水方法的指导呢？

工作目的：_____

工作准备：_____

工作过程：_____

工作反思：_____

教师指导建议：_____

三、突发事件的处理

在幼儿饮水过程中，保育师需对幼儿出现的突发事情进行紧急的处理。需反应迅速，并与教师、保健医协同处理。

1. 呛咳的处理

（1）借助外力清理婴幼儿呼吸道的水

保育师坐好，将婴幼儿放置在自己的腿上，然后用手掌轻轻按从下向上的顺序，抚摸或者轻拍婴幼儿的胸口和食道位置，如图 6-2-10

微课 婴幼儿饮水过程中突发事件的处理

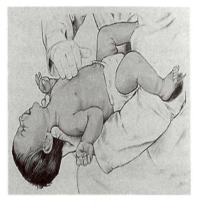

图 6-2-10　帮助婴幼儿排出呛入的水

所示。

（2）注意预防呼吸堵塞

如果婴幼儿因咳嗽引发呕吐，应迅速将婴幼儿脸侧向一边，以免吐出物返流入咽喉及气管。然后把手帕缠在手指上伸入婴幼儿口腔甚至咽喉，将吐、溢出的水、食物快速地清理出来，以保持婴幼儿呼吸道顺畅，然后用小棉花棒清理婴幼儿鼻孔，以免造成呼吸堵塞。

（3）症状没缓解要及时送医

如果婴幼儿始终不能止咳，不能把水咳出来，要及时通知保健医尽快送医。

2. 烫伤的处理

如果幼儿在接水过程中不慎烫伤，保育师需立即紧急处理，并及时通知保健医与教师协同处理。

冲：以流动的自来水冲洗或浸泡在冷水中，以达到皮肤快速降温的目的，不可把冰块直接放在幼儿伤口上，以免使皮肤组织受伤。

脱：充分泡湿伤口后小心除去衣物，可用剪刀帮忙剪开衣物，并保留有粘黏的部分，有水泡时千万不要弄破。

泡：继续浸泡于冷水中至少 30 min，可减轻疼痛，但当孩子意识不清或叫不醒时，就该停止浸泡赶快送医院。

盖：用干净的床单、布单或纱布覆盖，不要任意涂抹外用药或偏方，以免伤口感染。

送：即使受到的只是轻微的烫伤，也要及时联系保健医与家长将幼儿送到医院就诊。

图 6-2-11 为幼儿烫伤处理示意图。

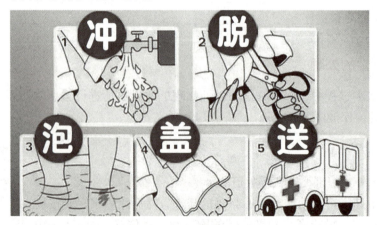

图 6-2-11　幼儿烫伤的处理

3. 注意事项

1）在幼儿饮水时提醒幼儿慢慢喝，喝水时不打闹、不说笑，防止呛咳。

2）为幼儿提供温度适宜的饮用水，防止幼儿烫伤。

3）提醒幼儿在饮水区域坐好后，端稳水杯后再饮水，防止水洒造成烫伤。

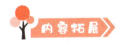小任务练一练

班里的明明在用饮水机接水时，热水接的过满导致水撒了出来，烫伤了明明的手，如果你是明明班级里的保育师，你该如何去做？

工作目的：_____

工作准备：_____

工作过程：_____

工作反思：_____

教师指导建议：_____

内容拓展

如何给婴儿用奶瓶喂奶

在使用奶瓶给婴儿喂奶的时候，首先要将奶瓶、奶嘴消毒好，保育师双手要洗干净。

奶嘴应该竖直向上放，不可随意放，不然容易弄脏奶嘴，然后将调好的奶倒进奶瓶，需在手腕内侧的皮肤滴几滴，感受奶的温度，不烫即可，给婴儿用奶瓶时，滴落速度宜适中。

给婴儿喂奶时，保育师坐姿要稳、舒服。保育师可以用一只手将婴儿抱入怀里，使婴儿的身体呈45°倾斜状，另一只手拿奶瓶轻触婴儿的嘴唇，如图6-2-12所示。

婴儿开始喝奶的时候，将奶瓶调到适合的角度，要使奶嘴充满奶液，防止婴儿喝入过多空气。另外要注意奶嘴有没有变瘪，如果瘪了可以缓慢地将奶嘴拿出，通过空气进入奶瓶，使奶嘴恢复原样，也可以将奶嘴罩拧开，使空气进入后再拧紧。

婴儿在吸吮的时候，保育师需注意婴儿吸吮的情况，奶嘴孔过大容易让婴儿吞咽过急。如果婴儿吸了半天也没见奶瓶的奶量减少，有可能是因为奶嘴孔过小，这种情况会使婴儿吸奶费劲。婴儿躺着吸奶的时候，保育师不能走开，避免婴儿呛奶，导致婴儿窒息。

婴儿在吃完奶后，不能立刻让婴儿躺下，应该竖直抱起婴儿，使婴儿的头靠在肩

头,左手扣住婴儿的身体,右手用空掌小心拍打他的上背,这样拍嗝,可以排出婴儿胃里的空气,防止婴儿出现吐奶现象(图6-2-13)。

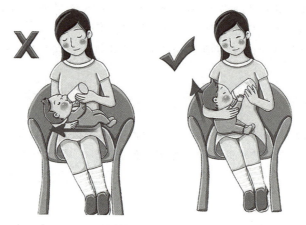

微课 冲泡配方奶的方法

图6-2-12 喂奶姿势

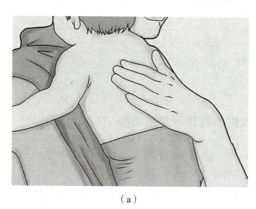

(a)　　　　　　　　　(b)

图6-2-13 给婴儿拍嗝

请根据保育师实操活动测评表进行活动的实施与组织,指导教师可根据实操测评表对学生进行考核,如表6-2-3所示。

表6-2-3 饮水时保育工作评估表

内容	标准	是	否	评价及建议
组织排队	提前到盥洗室门口迎接婴幼儿			
	指导婴幼儿有序排队			
	指导婴幼儿有序洗手			
	关注婴幼儿洗手并进行提醒与引导			

续表

内容	标准	是	否	评价及建议
组织饮水	组织婴幼儿有序拿水杯			
	关注婴幼儿接水过程			
	对于接水存在困难或错误的婴幼儿给予引导			
	提醒婴幼儿到指定区域饮水			
	提醒婴幼儿正确的握杯方式			
	关注婴幼儿饮水量			
	及时擦干婴幼儿洒到地上的水			
饮水时保育工作的反思				

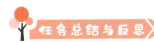

1. 如何组织幼儿排队。
2. 如何帮助幼儿识别自己的水杯。
3. 如何引导3～6岁的幼儿饮水。
4. 如何处理幼儿饮水时发生的呛咳。
5. 如何处理幼儿饮水时出现的烫伤。

任务三　婴幼儿饮水后保育

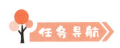

安安老师在幼儿饮水结束后整理和清洁桌面、地面，保证室内环境的整洁、安全，对幼儿使用过的饮水器具进行清洁与消毒。安安老师还与教师沟通幼儿一日饮水情况，以便离园时教师与家长沟通幼儿的饮水情况。

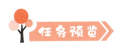

婴幼儿饮水后保育 ── 环境整理与饮水记录
　　　　　　　　 └─ 清洁、消毒饮水器具

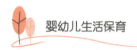

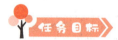

※ 知识目标

1）掌握饮水后环境整理的内容及工作细则。

2）掌握组织幼儿进行饮水记录的方法。

※ 能力目标

1）能够模拟环境整理的规范操作。

2）能够引导幼儿进行桌面、桌椅的整理。

3）能够引导幼儿进行饮水的记录。

4）能够模拟清洁、消毒水杯、奶瓶的规范操作。

※ 思政和素养目标

加强社会责任及岗位意识，树立劳动光荣意识和工匠精神。

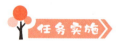

一、环境整理与饮水记录

1. 指导幼儿归放水杯

保育师要求幼儿饮水后将水杯放回饮水架自己放置水杯的固定位置，并要求杯口朝上，杯柄朝外。

2. 指导幼儿整理桌椅

指导幼儿将水杯放置水杯架后，先推回桌椅，再清理桌面。

3. 指导值日生整理桌面

对于托幼机构的中班、大班幼儿，可以引导值日生在全班幼儿饮水结束后用小抹布将桌面上洒的水擦干净，提升幼儿的独立性以及热爱劳动的素养。

4. 保育师整理地面

1）保育师在幼儿饮水后用专用半干的墩布对地面进行擦拭。

2）幼儿不小心洒水时，应及时擦拭。

3）引导中班幼儿知道地上有水时，及时告知教师。

4）引导大班幼儿主动尝试清理地面，保持地面干燥。

项目六　婴幼儿饮水保育

5. 指导幼儿进行饮水量记录

保育师在幼儿每次饮水后可提醒幼儿记录自己的饮水量,幼儿每喝完一杯水,就往自己的"饮水小口袋"里插上彩色冰棍棒,如图6-3-1所示。用监督记录的方法可以随时了解幼儿当日的饮水情况,培养婴幼儿养成主动饮水、多喝水的好习惯。

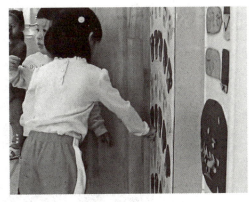

图6-3-1　幼儿饮水后记录饮水量

 保育师解读

小班幼儿还处于具体形象思维阶段,他们的认知很大程度上需要依赖行动。他们不会在心里默数,他们的思维很具体、很直接,不会做复杂的分析,所以,采取直观的方式记录饮水行为,对培养幼儿对特定事物的认知有积极的作用。图6-3-2为幼儿饮水记录墙饰示例图。

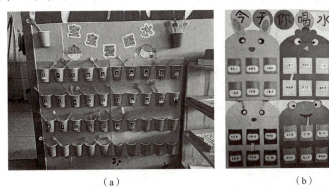

(a)　　　　　　　　　　(b)

图6-3-2　幼儿饮水记录墙饰

6. 总结幼儿一日饮水情况

幼儿离园前,保育师应及时统计幼儿一日的饮水量,对喝足水的幼儿进行及时的鼓励,促进幼儿喝水习惯的巩固,如图6-3-3所示。保育师还要与教师进行幼儿一日饮水情况沟通,以便教师在离园时与家长沟通。

7. 注意事项

1)幼儿洒水时,保育师应及时擦拭地面,避免幼儿摔倒、摔伤。
2)引导幼儿将水杯放回原位,防止放错导致误用他人水杯。

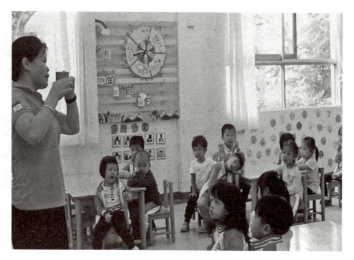

图6-3-3 保育师对幼儿进行一日饮水总结

 小任务练一练

小班的丽丽在喝水的时候把水洒到了衣服上、桌子上和地上,如果你是保育师,你应该如何帮助她呢?

二、清洁、消毒饮水器具

保育师在幼儿午休时及离园后对幼儿的水杯进行清洁与消毒,保证水杯的清洁与卫生。

1. 清洁、消毒水杯

(1)准备清洁消毒物品

1)穿好围裙、戴好口罩及手套。

2)准备清洁消毒用具(洗涤灵、清洁布),如图6-3-4所示。

微课 水杯、奶瓶的清洁消毒

(2)清洁

清洁水杯时先用清洁布蘸取洗涤灵清洗杯口、杯里和杯底,再洗杯柄、外侧和杯底部。用流动水反复冲洗干净,清洗完毕后,需及时放在晾晒架上晾干并盖上保温水壶的壶盖以免再次污染。

(3)消毒(水杯)

1)将彻底清洗、晾干的水杯垂直摆放在消毒柜中,关闭消毒柜门,打开电源高温消毒30 min。

2)若没有消毒柜,可进行蒸煮消毒,高温消毒15~20 min。蒸煮消毒时,热水一

项目六 婴幼儿饮水保育

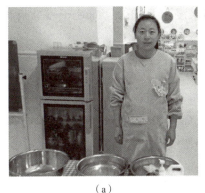
（a）

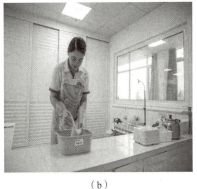
（b）

图6-3-4 清洁、消毒水杯的用物准备

定要浸没水杯。

3）消毒完毕，待温度冷却后将水杯按婴幼儿特有的标记或者姓名对应摆放在水杯架中。

4）将消毒过的水杯放入水杯架，杯柄朝外，杯口朝上。

2. 清洁、消毒奶瓶

（1）清洁奶瓶

1）奶瓶使用完毕后，需将残余的奶液倒掉。

2）用清水对奶瓶进行冲洗，先倒入专用清洗液，再用奶瓶刷将奶瓶的各个角落清洗干净。清洗时需注意瓶颈和螺旋处，以保证清洁无死角，如图6-3-5所示。

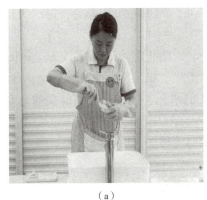
（a）

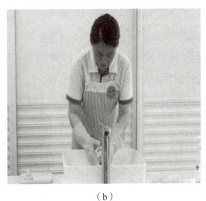
（b）

图6-3-5 清洗奶瓶

（2）清洗奶嘴

1）先把奶嘴翻过来，用奶嘴刷仔细清洗。靠近奶嘴孔的地方比较薄需小心清洗，防止其裂开。清洗时需注意奶嘴孔里的奶垢是否清除，以保证奶嘴上的出奶孔保持

147

通畅；如果有奶渍凝结在奶嘴上，可用温水浸泡 10 min，等奶渍变软后再用奶嘴刷清洗。

2）奶瓶清洗完成后，需再用清水冲洗。

（3）消毒奶瓶

如果是玻璃奶瓶需放入未煮沸的水中（如果是 PC 材质的奶瓶则放入沸水中），15～20 min 后，将奶嘴、奶瓶、奶瓶盖一同放入锅中煮沸，5 min 后取出，放置在干净的器皿上晾干并盖上纱布防止污染。

保育师支招

奶瓶发黄怎么清洗

奶瓶发黄可以用小苏打清洗。一般小苏打都是可以作为日常食用的，所以用小苏打清洗奶瓶也是很安全的一种方式。在奶瓶里放一点小苏打粉，再倒入温开水，浸泡后，将奶瓶盖盖上，轻轻摇晃，使得小苏打水遍布到奶瓶的每个部位上。

最好浸泡 30 min，浸泡的时间越久，清洁的效果就会越好，泡好后再将里面的苏打水倒出来，就会发现奶瓶的颜色变得跟刚买时差不多，也不发黄了。最后还要再用清水清洗一遍，确保里面的苏打水冲洗干净。

3. 注意事项

1）在进行清洁消毒时注意周围是否有幼儿，如果有幼儿走动，提示幼儿到其他区域活动，以免发生危险。

2）进行清洁消毒工作时应佩戴好塑胶手套，防止清洁消毒用品伤害皮肤。

3）洗刷消毒结束要及时清理地面、水池卫生，做到地面无积水、池内无残渣。

4）在清洗和消毒的过程中如发现婴幼儿的水杯、奶瓶有任何破损的地方，一定要及时更换，以免在婴幼儿饮水过程中发生意外。

5）保育师一旦发现奶嘴变色、撕裂、变薄等情况，应立即更换奶嘴。

小任务练一练

请你尝试清洁、消毒幼儿的水杯与奶瓶。

（1）清洁、消毒水杯

工作目的：＿＿＿＿＿＿＿＿＿＿＿＿＿＿＿＿＿＿＿＿＿＿＿＿＿＿＿＿＿

工作准备：＿＿＿＿＿＿＿＿＿＿＿＿＿＿＿＿＿＿＿＿＿＿＿＿＿＿＿＿＿

项目六　婴幼儿饮水保育

工作过程：_____
_____
工作反思：_____
_____
教师指导建议：_____
（2）清洁、消毒奶瓶
工作目的：_____
工作准备：_____
工作过程：_____
_____
_____
工作反思：_____
_____
教师指导建议：_____

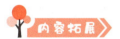

保育师在组织幼儿饮水时可通过言语对幼儿的行为进行引导，如表6-3-1所示。

表6-3-1　幼儿饮水及行为提示

年龄班	指导语言	行为提示
小班	1. 小朋友们来喝水，一口一口慢慢喝 2. 我们一起排好队，一个一个接水喝，耐心等待 3. 汗出多了要多喝水，嘴巴干了要喝水 4. 杯子拿好别弄洒	1. 每天提供温度适宜的饮用水，饮水桶要上锁 2. 观察幼儿接水和饮水的情况，对不同需要的幼儿给予帮助，指导时态度亲切有耐心 3. 鼓励幼儿多喝水，重点关注体弱幼儿的饮水情况 4. 观察幼儿日饮水量，提醒幼儿及时补充水 5. 对幼儿饮水时段进行管理组织，注意观察，避免意外的发生
中班	1. 今天你喝了几次水 2. 水龙头关紧了吗 3. 接好水在哪里喝 4. 很多小朋友都在排队接水，你怎么做 5. 喝完水，水杯应该放在哪里	1. 每天提供温度适宜的饮用水，饮水桶要上锁 2. 观察幼儿放水和饮水的情况，对不同需要的幼儿给予帮助，指导时态度亲切 3. 鼓励幼儿多喝水，重点关注体弱幼儿的饮水情况 4. 对幼儿饮水时段进行管理和组织，注意观察，适时提醒，注意安全 5. 帮助幼儿养成良好的饮水习惯

149

续表

年龄班	指导语言	行为提示
大班	1. 今天你喝了几次水？一共喝了几杯 2. 我们为什么要喝水？一天应该喝多少水 3. 只有一个饮水桶，排队人多怎么办 4. 喝完水，杯子应该放在哪里	1. 每天提供温度适宜的饮用水，饮水桶要上锁 2. 观察幼儿接水和饮水的情况 3. 鼓励幼儿多喝水，重点关注体弱幼儿的饮水情况 4. 组织值日生一同参与饮水时段的组织管理，注意观察，寻找对策 5. 帮助幼儿养成良好的饮水习惯

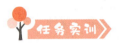

你将在实训/实习中参与饮水后的保育工作，总结饮水后保育工作的内容和感悟，填写表6-3-2的评估表。

表6-3-2 饮水后保育工作评估表

内容	标准	是	否	评价及建议
指导幼儿饮水后整理	指导幼儿放回水杯			
	指导幼儿清理桌面			
	指导幼儿整理桌椅			
	指导幼儿记录饮水量			
饮水后卫生整理	按要求清洁桌面，保持桌面干净			
	按要求清理地板，使地板不湿滑			
饮水后卫生整理	清洁幼儿水杯要求工作规范、完整			
	将水杯进行消毒、晾晒			
	将清洁、消毒后的水杯放回水杯架			
饮水后保育工作的反思				

1. 饮水后的保育工作都有哪些。
2. 如何清洁、消毒幼儿的水杯。
3. 如何清洁、消毒奶瓶。

项目七　婴幼儿睡眠保育

睡眠是人的基本生理需求之一。人的一生当中，有接近三分之一的时间都处在睡眠状态。婴幼儿的身体生长和大脑发育都离不开充足的睡眠，婴幼儿体格发育所必需的生长激素有80%是在睡眠时分泌的。因此，保育师应为幼儿创设温馨、舒适、安全的睡眠环境，合理安排睡前活动，帮助婴幼儿形成良好的睡眠习惯，提高婴幼儿睡眠质量，以促进婴幼儿身心健康发展。

任务一　婴幼儿睡眠前保育

微课　婴幼儿睡眠前保育的意义

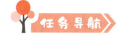

在婴幼儿睡眠前，保育师应做以下工作：在婴幼儿进入睡眠室之前，要对睡眠室的环境进行安全检查，同时创设良好的睡眠环境，包括关闭窗帘、根据气温调节室内温湿度等；在必要的时候协助教师组织婴幼儿午睡前的活动；在婴幼儿进入睡眠室时，保育师应协助教师一起对婴幼儿进行午睡前的检查，包括检查婴幼儿身体有无异常、婴幼儿精神状态有无异常、婴幼儿是否携带危险品进入睡眠室；同时保育师还要在婴幼儿进入睡眠室时提醒他们及时如厕，避免遗尿情况的出现。

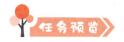

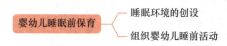

婴幼儿睡眠前保育 —— 睡眠环境的创设
　　　　　　　　　 　组织婴幼儿睡前活动

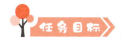

※知识目标
1）掌握婴幼儿卧室环境布置的要求。
2）知道睡前活动的组织内容和方法。
※能力目标
1）具备午睡前的安全检查能力。

2）具备创设睡眠环境的能力。

※思政和素养目标
1）养成良好的劳动习惯。
2）加强社会责任感及岗位意识，培养劳动光荣的工匠精神。

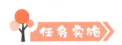

微课 婴幼儿睡眠前环境创设及睡前活动组织

一、睡眠环境的创设

温馨、舒适、安全的睡眠环境是保障婴幼儿良好睡眠的必要条件，保育师应熟知睡眠环境的基本要求和注意事项。同时，睡眠环节也是婴幼儿易出现意外危险的环节，因此，必要的安全检查也是睡眠环境创设很重要的内容。

1. 睡前检查工作

（1）检查睡眠环境
检查室内是否清洁无异味；保证室内安静无噪声且避光；检查幼儿床具之间有无安全隐患。

（2）检查婴幼儿
1）检查班级内婴幼儿有无发烧或特殊体质发病的情况，同时检查婴幼儿有无精神异常或呕吐等情况，如果出现情况应及时通知保健医，及时处理避免病情恶化（图7-1-1）。

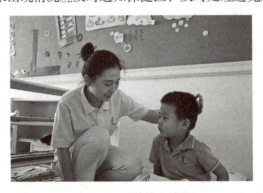

图7-1-1 睡前检查幼儿

2）对于身体无异常的婴幼儿也应当测量并及时记录婴幼儿体温。
3）检查婴幼儿脖颈或手腕处是否佩戴饰品，若有应将其摘下，统一放置，避免婴幼儿睡眠中出现意外。
4）检查婴幼儿是否携带小件尖锐的玩具物品进入卧室，若有应告知婴幼儿该种行为的危险性，并将玩具物品取走统一放置。
5）协助婴幼儿睡前如厕、换尿布、脱衣服并整齐放在固定位置，对于入睡前有喝奶习惯的婴幼儿，保育师应根据不同孩子的需要提前调配好。

（3）及时填写婴幼儿睡眠检查记录表

具体内容可参考表7-1-1。

表7-1-1　幼儿园婴幼儿午睡安全检查记录表

　　年　　　月　　　日　　　　　　　　　　　　　　　　　　　　　　　　　　记录人：

日期	姓名	有无发烧	有无精神异常，呕吐、腹痛情况	有无意外情况（异物进耳鼻喉口等）	饰物是否全部摘掉	室内安静无噪声，避光	室内是否清洁、无异味	床间距适中、周围有无安全隐患	幼儿手中是否有危险玩具或异物	是否及时护理需特殊照顾的幼儿

2．婴幼儿卧室环境

（1）婴幼儿卧室房间的选择

婴幼儿卧室应选择清洁、通风、向阳、安静的房间，图7-1-2为婴幼儿卧室房间示例图。婴幼儿卧室房间要选择远离主干道路的位置，避免行人、行车过多影响婴幼儿睡眠，有条件的托幼机构或幼儿园也可联系当地交通管理单位，在婴幼儿睡眠室外设置禁止鸣笛标志，确保婴幼儿有良好的午睡环境。

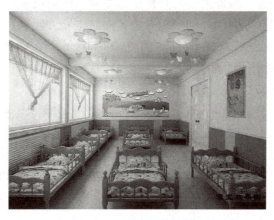

图7-1-2　婴幼儿卧室房间

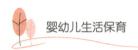

（2）婴幼儿卧室温湿度控制

婴幼儿卧室温度应保持在18~22℃。卧室温度过高会使婴幼儿神经系统受到抑制，影响消化和呼吸系统的正常生理机能，同时也不利于婴幼儿机体散热；温度过低，可造成婴幼儿肌肉紧张、畏寒、容易受凉，同时也易造成婴幼儿睡眠惊醒。

婴幼儿卧室湿度应保持在40%~50%的相对湿度。湿度过高，出汗受到抑制，体感会闷热不适；湿度过低，空气干燥，水分大量蒸发，婴幼儿会感到呼吸道（主要是鼻腔和口腔）黏膜干燥、口干、咽痛等。

 保育师解读

> 人体的体温是动态平衡的，也就是说在产热与散热间平衡。当外界到了36℃时，人体已经难以散热了，所以体温也会上升；外界在18~22℃左右时，人体产热量与散热量基本平衡，所以感到舒适；当气温超过35℃，人体的汗腺开始启动，开始出汗，心跳加快，血液循环加速，因此会感到头昏脑涨、全身不适。相反，若气温低于4℃，人会感到寒冷。
>
> 湿度对人体的影响在室内舒适温度范围内不太明显。仅仅从相对湿度来讲，人体最适宜的空气相对湿度是40%~50%，因为在这个范围内空气中的细菌寿命最短，人体会感到舒适，呼吸均匀正常。
>
> 非常有意思的一点是，如果考虑温湿度对人思维活动的影响，最适宜的室温应是18℃，湿度应是40%~60%，此时，人的精神状态好，思维最敏捷，工作效率高。

（3）婴幼儿卧室床铺的要求

婴幼儿床铺要安全环保，可选择以木材为基材的材料和源自植物的材料，应无腐朽和虫蛀。床面要平整，保证婴幼儿脊柱正常发育。床的尺寸应根据幼儿实际身高进行调整或更换，既要保证婴幼儿的安全舒适，同时也要方便保育师照护。床的尺寸范围一般为长120~140 cm，宽60~65 cm，高30~60 cm，厚3~5 cm，以防婴儿跌落。图7-1-3为婴幼儿卧室床铺示例图。

（4）婴幼儿卧室床上用品的要求

婴幼儿床上用品包括床单、被子（被罩）、枕头（枕套）、床围、床垫等。由于婴幼儿是需要特殊照顾的人群，他们的肌肤比成人的肌肤更加敏感和脆弱，他们的身体器官与免疫功能正处于生长和完善期，因此婴幼儿床上用品一定要安全、无毒、舒适、透气、牢固等。建议有条件的托幼机构或幼儿园选择标识为婴幼儿专用的床上用品，选择柔软纯棉材质的产品，尺寸要与床铺大小相匹配，枕芯高度以3~4 cm为宜，长度与婴幼儿肩部同宽，材质不宜过硬，如图7-1-4所示。

项目七 婴幼儿睡眠保育

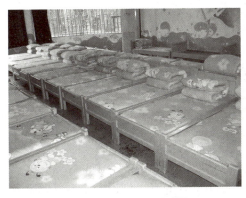

图7-1-3 婴幼儿卧室床铺

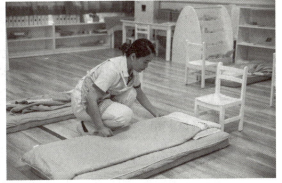

图7-1-4 婴幼儿床上用品展示

（5）婴幼儿卧室环境的清洁

婴幼儿卧室每日至少保证上午、下午各通风一次。卧室的清洁应在幼儿入睡前进行，采用半干抹布擦拭床体，依照自上至下的顺序，对床头、床栏杆、床框、床腿等进行擦拭，做到无灰尘。如果是活动床或折叠床，应将床体拉出展开后，按照清洁步骤擦拭清洁。卧室地面应使用半干的笤帚进行清扫，避免尘土飞扬，刺激婴幼儿口鼻黏膜引起不适。清扫完毕后，使用半干的拖布擦地2~3遍，直至地面无积水、无污渍为止，再将幼儿的午睡床垫依次摆好，检查床上用品是否完备。对于没有固定睡眠室的幼儿园或托幼机构，应在婴幼儿午睡前将睡眠环境布置好，并进行相应的清洁与消毒工作。

3. 注意事项

布置睡眠环境首先要考环境的安全与舒适，确保床周围高处无置物、床上空无悬挂，避免掉落而发生危险。卧室窗帘应选用遮光材质，确保睡眠时无强光刺激，影响婴幼儿睡眠。

布置睡眠环境前应先开窗通风，通风时间不少于30 min，极端恶劣天气除外，同时根据天气变化调节室内温湿度。检查婴幼儿的寝具是否安全，有无危险品存在，同时保证睡眠环境周围安静、无噪声。

布置睡眠环境应考虑婴幼儿的个体差异性，尽量满足幼儿合理的睡眠习惯及要求。幼儿园或托幼机构可组织婴幼儿分批进入卧室睡觉，让睡眠时间长、动作慢或体弱的婴幼儿先进入卧室准备睡觉。

 小任务练一练

1）假如将你所在的教室改造成婴幼儿睡眠室，你该如何进行改造和布置？

2）分组模拟体验，创设婴幼儿午睡前午检情境，进行婴幼儿午检活动体验。

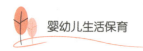
婴幼儿生活保育

二、组织婴幼儿睡前活动

合理组织婴幼儿睡前活动,可以帮助婴幼儿尽快安静入睡并且保证良好的睡眠质量。保育师应掌握组织睡前活动的基本要求及活动类型,再结合婴幼儿的年龄特点、身体状况及不同睡眠习惯等合理地组织婴幼儿睡前活动。

1. 营造睡眠氛围

(1) 选择适宜的睡前音乐

在婴幼儿做睡前准备工作时,可以通过播放和缓优雅的音乐创设一个良好睡眠氛围。通常情况下使用的音乐分为轻缓的世界名曲和轻音乐两类。

使用音乐创设睡眠氛围需要注意:①不宜选择欢快的音乐类型,可以选择轻缓的音乐;②音乐声音不宜过大,声音过大反而不利于良好睡眠氛围的创设;③音乐播放时间以不超过 20 min 为宜,可逐渐将音量减小。

(2) 正确选择睡前故事

1) 根据婴幼儿年龄特点选择睡前故事。

选择婴幼儿睡前故事首先要考虑是否符合婴幼儿的年龄特点。只有符合婴幼儿的年龄特点,婴幼儿才会感兴趣。教师可以用口语化的语气来讲故事,尽可能选择比较舒缓的故事情节,避免一些月龄较大的孩子想象力比较丰富,更不容易入睡。一般来说,2~3岁的婴幼儿喜欢以动物为主人公的童话以及生活中熟悉的角色的故事,故事人物关系相对简单,故事篇幅相对短小。随着婴幼儿年龄的增长,故事内容呈现多元化,故事篇幅也相对地增长了许多。

2) 故事内容要安详。

跌宕起伏的故事能吸引婴幼儿的注意力,但也很容易使婴幼儿陷入过度亢奋的状态,因此这类故事不适合睡前讲述。为了让婴幼儿安静地进入梦乡,情节平缓安详的故事最适宜在睡前讲述。

3) 针对婴幼儿个性选择睡前故事。

根据婴幼儿的个性差异,可有针对性地选择一些适合的故事讲给婴幼儿听,潜移默化地培养婴幼儿良好的个性。例如,对于胆小的婴幼儿,可以讲一些英雄勇士的故事;对于粗暴霸道的孩子,可以讲一些礼貌谦逊的故事等。

(3) 睡前手势语的使用

睡眠活动开始前,保育师可以轻声进入卧室,并用手势代替语言,暗示婴幼儿尽快入睡,同时,多用鼓励性的动作夸奖他们,如翘翘大拇指、轻轻地安抚他们的头和身体等,给他们一种安全感、温馨感。

2. 睡前活动的组织

睡眠活动开始前过分的运动容易让婴幼儿兴奋，从而影响睡眠。因此，在入睡前，保育师应为婴幼儿安排一些安静放松的活动，使他们入睡时情绪安稳，如听轻音乐、看书、散步等。保育师可根据婴幼儿的身体状况及需求选择睡前活动，时间以20～30 min为宜。图7-1-5为保育师组织幼儿进行睡前活动。

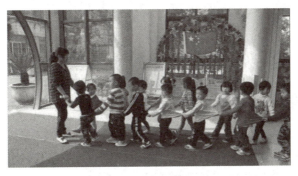

图7-1-5　组织睡前活动

3. 做好睡前准备工作

睡觉上床前，保育师应及时提醒并协助婴幼儿如厕，对于月龄较小的婴幼儿，保育师应耐心地帮助婴幼儿更换尿片，保证婴幼儿能够舒服地午睡。婴幼儿大小便后，保育师要提醒他们轻轻地走进卧室，安静地上床。对于个别情绪激动的婴幼儿，保育师应个别安抚，如轻轻拍他的背、摸摸他的头、拉拉小手，使孩子的情绪慢慢安静下来。保育师可以让睡眠时间长、动作缓慢或体质弱有特殊需求的婴幼儿先如厕，做到有序地分批上床、分批入睡。图7-1-6为保育师正在做睡前准备工作。

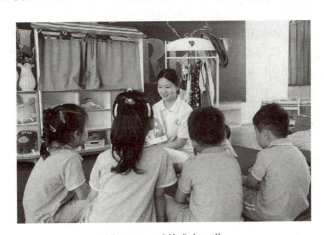

图7-1-6　睡前准备工作

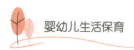

婴幼儿生活保育

小任务练一练

1）与你的同伴一起设计一些实用的手势语，并在下次去幼儿园实践时使用，看看它们的效果如何。

2）分组模拟体验，进行睡前故事的选择和讲述练习。

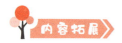

良好作息规律的培养

（一）作息规律对婴幼儿的影响

幼儿不良的作息习惯会造成其睡眠不足，睡眠不足可引起食欲不振、精神状态不佳、运动量下降，从而直接影响婴幼儿的生长发育。所以，良好的作息能让婴幼儿保持充足的睡眠、规律的进食、良好的精神状态和情绪，有利于他们的生长发育。

微课 良好作息规律的培养方法1

（二）良好作息规律的培养方法

1. 建立规律的生活秩序

微课 良好作息规律的培养方法2

保育师和家长应尽量给婴幼儿建立稳定的生活秩序，培养其规律的生活习惯，如按时起床、按时出门上幼儿园、到园吃早饭，参加班级组织的各种区域活动、游戏活动、学习活动、户外活动、进餐活动、独立午睡等，促进婴幼儿健康成长。

2. 懂得婴幼儿的行为信号

婴幼儿成长的每个阶段的行为背后想表达的信息都不一样的。作为保育师，要时刻保持专业的敏感度，懂得婴幼儿行为背后的信号，比如揉眼睛可能是不舒服或要睡觉了，试着将婴幼儿吃奶、玩耍、睡觉的时间阶段记录下来，再根据记录下来的信息更好地引导婴幼儿，帮助其形成良好规律的生活习惯。

3. 正确区分白天和黑夜

一岁以下的婴儿基本上睡觉时间居多，保育师要有意识地引导其区分好白天与黑夜，比如白天将窗帘拉开，房间光线较强感知是白天，晚上光线度降低，可以用小台灯代替，让婴幼儿意识到该睡觉了。

项目七 婴幼儿睡眠保育

4. 适当调整作息安排

依据不同月龄婴幼儿睡眠活动的一般规律，合理安排婴幼儿的作息。婴幼儿在幼儿园的睡眠时间大概是 2~2.5 h，可根据实际情况作出调整。例如，睡眠时间到了，可是婴幼儿还没醒来，这时保育师可根据婴幼儿实际睡眠时间长短的情况酌情处理，一般不建议超过 3 h，否则会影响晚上的睡眠。

5. 关注个体差异

婴幼儿在睡眠、进食、活动等方面有共同的规律，但也会存在个体差异。例如，睡眠习惯的个体差异，有的婴幼儿喜欢晚睡晚起，有的喜欢早睡早起，有的婴幼儿夜间睡眠特别好，可以彻夜不醒，有的婴幼儿则一晚上醒来多次。保育师应在帮助婴幼儿养成合理作息习惯的同时，兼顾婴幼儿的个体差异，不能要求每个婴幼儿都有相同的作息规律。

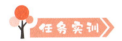

去所在地的幼儿园或托幼机构观察幼儿园或托幼机构保育师的睡前准备工作，返回学校后书写一份观后感。

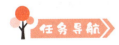

1. 婴幼儿卧室的要求有哪些。
2. 婴幼儿卧室环境布置的注意事项有哪些。
3. 睡前安全检查的内容有哪些。
4. 如何营造睡前氛围。
5. 如何培养婴幼儿良好的作息规律。

任务二　婴幼儿睡眠中保育

微课　婴幼儿睡眠中保育的意义

在婴幼儿睡觉时，保育师应做以下工作：定时巡视，检查睡眠室环境是否需要进行温湿度或光线的调整，检查婴幼儿是否安静入睡，检查婴幼儿睡姿是否正确，检查婴幼儿是否盖好被子，进一步检查婴幼儿是否携带危险品放置在手里或枕头下，同时也要检查婴幼儿身体状况有无异常。对于有遗尿问题的婴幼儿，应推算时间及时唤醒，

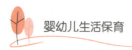
婴幼儿生活保育

并带领其进行如厕活动。婴幼儿睡眠中出现的问题不应一蹴而就，应当循序渐进地帮助婴幼儿改善。

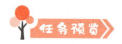

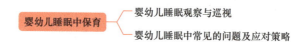

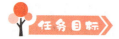

※ 知识目标
1）知道婴幼儿睡眠中常见的问题。
2）知道婴幼儿睡眠中常见问题的应对策略。

※ 能力目标
1）具备婴幼儿睡眠过程中观察与巡视的能力。
2）具备解决婴幼儿睡眠问题的能力。

※ 思政和素养目标
1）加强社会责任感，树立岗位意识。
2）通过学习，培养学生精益求精、踏实严谨的工作态度。

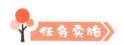

一、婴幼儿睡眠观察与巡视

微课 婴幼儿睡眠中保育的内容

了解婴幼儿睡眠状况，及时发现和处理婴幼儿睡眠的异常情况和突发事件，确保婴幼儿能有一个安全舒适的睡眠过程。

1. 午睡时检查的内容

在婴幼儿午睡开始 30 min 后，保育师应至少每隔 30 min 巡视检查婴幼儿午睡情况及卧室环境情况，检查的主要内容如下。

1）检查卧室温湿度、光线是否适宜，如图 7-2-1 所示。
2）观察婴幼儿是否安静入睡，如图 7-2-2 所示。
3）检查婴幼儿睡姿是否正确，头部脸部是否有遮挡。
4）检查婴幼儿被子是否盖好，如图 7-2-3 所示。
5）检查婴幼儿是否将危险物品带至床上，图 7-2-4 为一些常见的危险品。

项目七 婴幼儿睡眠保育

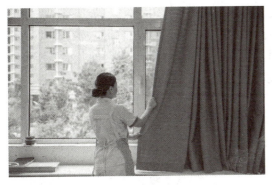

图 7-2-1 检查卧室光线

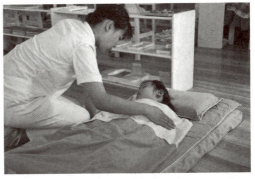

图 7-2-2 观察婴幼儿是否安静入睡

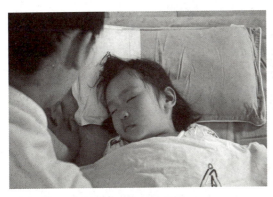

图 7-2-3 检查盖被情况

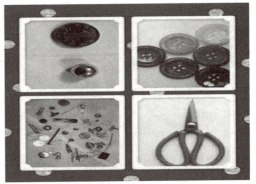

图 7-2-4 幼儿园常见危险品

6）检查婴幼儿排尿情况，唤醒并照顾常尿床的婴幼儿起床如厕，发现尿床及时更换床铺和被褥。

7）观察婴幼儿身体状况，关注是否有婴幼儿出现身体不适的情况。

 保育师解读

婴幼儿的常见睡姿

婴幼儿的正确睡姿有两种：第一种睡姿是仰卧位，双下肢稍稍往两边开展，大概呈30°的角，两手可以平放于身体两侧，这种睡姿是最正确的，不会压迫到口鼻，不会引起窒息；还有一种睡姿是侧卧位，较大的婴幼儿采取侧卧位比较合适。

2. 午睡巡视的要求

听：听婴幼儿呼吸是否正常，是否有特殊需要的婴幼儿，如不舒服、需要如厕等。

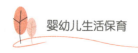

看：看幼儿睡眠时的神态，密切关注婴幼儿有无异常。

摸：摸婴幼儿额头温度，观察是否出汗，如果出汗很多，保育师应及时调整被子盖在婴幼儿身上的高度，可将婴幼儿的手臂放置在被子的外面，帮助婴幼儿擦拭汗水。

做：对于个别踢被子的婴幼儿，要帮助其盖好被子，以防着凉。

保育师解读

尽管孩子们都已经睡着了，但是保育师不可以放松警惕。每年都有因俯卧睡眠而窒息死亡的婴幼儿。因此，定时的巡视检查是十分必要的。

小任务练一练

分组模拟体验，创设情境进行午睡巡视检查模拟练习，如练习如何纠正婴幼儿不正确睡姿等。

二、婴幼儿睡眠中常见的问题及应对策略

婴幼儿由于大脑功能发育尚未完善，在睡眠中易出现问题。保育师应正确处理婴幼儿睡眠中出现的问题，让婴幼儿尽快恢复睡眠状态，促进其健康成长。

1. 婴幼儿不午睡

（1）婴幼儿不午睡的原因

1）新生入园易出现不午睡的情况。从适应能力角度分析，有的婴幼儿，特别是年龄较小的婴幼儿不习惯离开父母或长期照料者的怀抱独自睡觉，因此他们会产生不安或焦虑紧张的情绪。最常见的是有的婴幼儿每到接近中午时就烦躁不安，情绪低落或哭哭啼啼，午睡时间很短，甚至根本就不睡。

2）没有良好的午睡习惯。婴幼儿在进入幼儿园或托幼机构之前，都是在家庭中成长生活的，如果家长没有给幼儿培养良好的午睡习惯，婴幼儿进入幼儿园或托幼机构时就很难做到独立入睡。

3）病理性睡眠障碍。目前，对于婴幼儿睡眠障碍的发病机理尚未清晰，研究结果显示可能与大脑皮层发育迟缓等相关疾病有关。由于大脑皮层发育迟缓而扰乱了正常的睡眠节律，因此出现入睡困难甚至不睡的情况。

（2）婴幼儿不午睡应对策略

1）与家长沟通了解婴幼儿日常在家午睡的情况以及习惯，以便保育师能够及时了

项目七 婴幼儿睡眠保育

解不同婴幼儿的午睡习惯并在幼儿园给予针对性的帮助与支持。

2）改变入睡策略。保育师可以把过去的集体入睡改为分散的、自愿地入睡。对于不肯午睡的幼儿，允许他们继续进行一些安静的活动，然后引导他们随时上床。对于渴望大人搂抱的幼儿，保育师可以扮演妈妈，轻轻地拍他们入睡，使他们感受到保育师的亲切感，放松自身的焦虑和紧张，提升孩子对集体环境中保育师角色的信任感和安全感。或者也可以让幼儿抱着自己带来的"小动物"或娃娃一起睡觉，在熟悉的物品陪伴下化解焦虑的情绪，从而做到安静愉快地入睡。

3）培养良好的午睡习惯。婴幼儿在家和在幼儿园的作息习惯有所不同，所以上幼儿园后生物钟一时间调节不过来，导致婴幼儿午睡困难。针对这种情况，保育师应及时与其父母交流，让家长配合幼儿园的作息时间，尽可能使婴幼儿的作息时间与幼儿园一致。

4）开设午睡活动室。在幼儿园或托幼机构专门开设一间特殊的午睡活动室，为有午睡障碍的婴幼儿提供服务。在午睡活动室里，保育师可以创设温馨、安全的环境。在这里，可以让专门的保育师引导幼儿做一些他们感兴趣的事情，可以是手工，也可以是数学或语言类游戏。温馨的午睡活动室，可以让幼儿心情愉快，更有安全感。

2. 睡眠易惊醒

（1）睡眠易惊醒的原因

1）生理因素。由于婴幼儿神经系统发育尚不完善，神经的兴奋与抑制功能不够协调，易兴奋，稍有外来的刺激就可能引起神经系统的兴奋导致婴儿惊醒，这是一种正常的生理现象，随着婴幼儿渐渐长大，神经系统的功能一步步完善，这种生理现象会自然消失。

2）进食过饱。常言道："胃不合，卧不安。"有些家长不管婴幼儿饿不饿，睡前总要给加餐，致使其感到不舒服，影响睡眠质量；尤其是婴儿，有些妈妈习惯喂着母乳入睡，结果导致婴幼儿食奶过量，腹胀易醒，醒后没有经验的母亲却又立即用奶去安抚，结果形成恶性循环。

3）疾病因素。肠寄生虫病是婴幼儿睡觉不稳最常见的原因。患寄生虫病会引起婴幼儿消化不良与营养不足，出现贫血、易惊等症状，早期佝偻病的婴幼儿也常睡觉易醒。

4）环境因素。婴幼儿在睡觉时，室内光线过强或是幼儿园或托幼机构附近噪声过大均会干扰婴幼儿的正常睡眠，使其易于惊醒；婴幼儿午睡易踢被子，或被子盖得太厚太重，都会造成婴幼儿睡觉时过冷或过热，引起婴幼儿烦躁不安、手脚乱动，这也是睡觉易醒的常见原因。

5）兴奋过度。有的婴幼儿白天或睡前游戏玩耍得兴奋过度，或听了、看了惊险或情节比较复杂的故事，常可造成婴幼儿过于兴奋，入睡困难；即使睡着了，智力发育

163

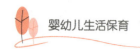

较好较快的婴幼儿也会"日有所思,夜有所梦",常常在梦中惊醒。

(2)睡眠易惊醒解决策略

1)及时就医。如果频繁出现睡眠中惊醒的情况,建议就医检查原因。如果是因为寄生虫造成婴幼儿睡眠易惊醒,应在医生指导下进行驱虫治疗。如果是因为缺乏维生素D造成佝偻病,应及时补充维生素D并保证每日充足的日光照射。

2)改善卧室睡眠环境。将卧室窗帘更换成遮光材质的,减少睡眠时光线照射;调整室内的温湿度,使环境更利于婴幼儿睡眠;根据季节适时更换婴幼儿被褥。

3)睡前进行安静的活动,如讲故事、音乐欣赏活动等,同时也避免睡觉前批评责备婴幼儿。

3. 入睡困难

(1)入睡困难原因

1)婴幼儿睡前进食过饱或太少,都会刺激大脑出现睡眠不安的情况,从而影响入睡。

2)睡前精神过度兴奋,如睡前进行过于兴奋的活动或曾受到惊吓,使得情绪焦虑、恐惧、精神紧张等,导致大脑皮层过度兴奋,致使婴幼儿不易入睡,多哭闹,甚至做噩梦。

3)婴幼儿感觉身体不舒适,如穿的衣服过厚、过紧,被子太厚,室内温度过高、过低,尿布尿湿了等,都会让婴幼儿感到不舒适,从而影响入睡。

4)生活规律和睡眠环境的改变,如作息时间的改变、睡觉位置的改变、照护者角色的变换、周围环境和生活节奏的改变等都会使得婴幼儿入睡困难及睡眠不安。

5)婴幼儿睡眠姿势不舒服,如手脚受压、胸口受压等,都会影响婴幼儿入睡。

6)睡眠环境不舒适,如睡眠环境太吵或太过安静,使婴幼儿感到不适应,无法入睡。

7)对某一物品的依恋得不到满足,也会影响入睡,如有些婴幼儿需安抚奶嘴、小被子、毛毯、毛绒玩具、布偶或方巾等的陪伴才能入睡。

8)疾病的影响,如感冒、发热、鼻塞呼吸不畅、腹泻等都会引起婴幼儿哭闹不安,影响入睡。

(2)入睡困难解决策略

1)改善不良的饮食习惯,保证合理的饮食量。

2)午睡前不宜进行剧烈的运动,容易使婴幼儿过度兴奋。

3)午餐后与午睡之间尽可能让婴幼儿休息20~30 min。

4)与婴幼儿家长多沟通,做到婴幼儿在家中的午睡作息时间、午睡习惯尽可能与幼儿园一致。

项目七 婴幼儿睡眠保育

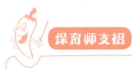
保育师支招

如何对待婴幼儿的依恋物

依恋物的出现是婴幼儿自己找到的一种适应周围环境的方式,是婴幼儿心理发展的一种正常现象,不必太担心。要根据婴幼儿对依恋物的不同依恋程度,采取不同的方式来对待。如果婴幼儿只在特定的情况下(如睡觉时)才需要依恋物,情绪、行为方面发育正常,一般不用干涉,可以顺其自然,不要主动提醒,也不要强行制止。不要表现出你不喜欢他的依恋物,不然会让其感到依恋物是不好的,从而让他更紧张。如果家长担心卫生问题,不妨买两个一模一样的依恋物,轮流换洗。

5)睡前进行安静的活动,如讲故事、音乐欣赏活动等,同时也避免睡觉前批评责备婴幼儿。

6)创设温馨舒适的室内环境,减少周边环境的噪声污染。

7)允许婴幼儿携带依恋物上床睡觉。

4. 遗尿

(1)遗尿的原因

1)由于精神紧张而引起的大脑皮层精神失调,如不正确的教养方式、幼儿对环境的改变不适应等。

2)没有养成良好的睡前排尿习惯。

3)睡前疲劳过度,引起睡眠程度过深。

4)躯体有疾病,如蛲虫、膀胱炎、糖尿病等。

5)家庭教养习惯造成婴幼儿遗尿,如长期使用纸尿裤。

(2)遗尿解决策略

1)及时唤醒排尿。对于有遗尿问题的幼儿,保育师应根据婴幼儿排尿规律,推测叫醒时间,及时唤醒婴幼儿排尿。

2)避免过度疲劳。组织婴幼儿活动应避免过度疲劳,保育师应根据婴幼儿个体差异,合理安排活动。

3)睡前控制饮水量。保育师应根据不同季节或婴幼儿每日不同的活动量,在确保婴幼儿身体所需的前提下,适当控制饮水量。

4)消除导致婴幼儿精神紧张不安的因素。保育师不应在睡前批评或责备婴幼儿,

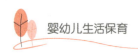

同时应为婴幼儿创设一个温馨舒适的睡眠环境，以减少造成其精神紧张不安的因素，更不能因为孩子尿床而去批评或是嘲讽他。

5）进行行为治疗和药物治疗。对于遗尿比较严重的婴幼儿，可以到相关专业医疗部门做行为治疗或药物治疗。

（3）处理遗尿注意事项

1）保育师应预先了解本班婴幼儿尿床的情况，了解有遗尿情况的婴幼儿睡觉前的喝汤量和饮水量，根据婴幼儿的排尿规律推测叫醒时间，及时唤醒如厕。

2）让尿床的幼儿精神放松。

3）检查是否尿床时，保育师的手要温暖，避免在检查过程中刺激到婴幼儿皮肤，影响婴幼儿正常的睡眠。

4）要待彻底唤醒幼儿后让其排尿。

小任务练一练

分组模拟体验，创设情境进行睡眠问题的处理，如练习如何纠正婴幼儿遗尿的问题等，并从以下几个方面总结你的工作过程。

工作目的：_____

工作准备：_____

工作过程：_____

工作反思：_____

教导教师建议：_____

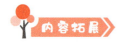

遗 尿 症

幼儿在5岁后仍不能控制排尿，经常在白天和夜间反复不自主排尿，称为遗尿症。尿液产生后流经输尿管进入膀胱，当膀胱储存尿达到一定量时，膀胱壁压力感受器兴奋，兴奋沿盆神经传到脊髓骶部的低级排尿中枢，同时向大脑皮层传达信息，产生尿意。如果环境条件不允许排尿，大脑皮层就会控制尿意，直至环境允许才解除控制。一般幼儿到两三岁就可以自行控制排尿，白天不尿裤，夜间有尿意会自觉醒来排尿，但偶尔也有尿床的情况。

（一）推测和记录尿床的时间

保育师可采用"渐进推测法"，推测出幼儿尿床的具体时间。根据幼儿在喝饮品后

20~40 min 会排尿的规律，保育师可以在幼儿上床后 40 min 检查有尿床历史的幼儿是否已经尿床。

每晚上床前提醒幼儿排尿，入睡前再次提醒幼儿，之后每隔 2~3 h 唤醒幼儿排尿。中午唤醒排尿时间可在幼儿入睡后 40 min 左右进行。

如发现幼儿在睡眠中有翻来覆去、睡眠不实等憋尿现象，应及时唤醒排尿。

（二）处理遗尿婴幼儿步骤

步骤一：准备。保育师在幼儿入睡后，将经常有遗尿行为的幼儿的衣物等摆放在其床附近，以便及时更换。

步骤二：检查。保育师在幼儿睡眠中和起床后，检查他们的床铺，了解他们是否遗尿，注意手温，动作要轻柔。

步骤三：唤醒。根据观察，保育师要及时唤醒有尿意或经常遗尿的幼儿排尿。

步骤四：更换。①唤醒并抱起幼儿，安排在舒适的环境（备用床）中更换衣物；②先给幼儿换掉尿湿的衣物，动作要轻，从上到下；③安抚幼儿继续入睡；④更换被褥，动作应迅速、熟练，以不影响其他幼儿为准。

步骤五：处理。①保育师要及时为幼儿更换尿湿的衣服，态度应温和，声音要轻柔，动作应迅速熟练，避免打扰其他婴幼儿的睡眠；②将幼儿尿湿的衣物洗净、晾干；③离园时与家长取得联系，反馈信息，做好与家长的配合工作。

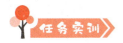

请你总结在实习/实训中参与睡眠时保育工作的内容和感悟，并完成表 7-2-1。

表 7-2-1 婴幼儿睡眠中保育工作评估表

内容	标准	是	否	评价及建议
睡眠时的午检	依照规范着装			
	午睡空间检查			
	婴幼儿身体检查			
	检查婴幼儿携带物品情况			
	突发状况处理			
组织午睡过程工作反思				

任务总结与反思

1. 婴幼儿睡眠观察与巡视的内容是什么。

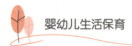
婴幼儿生活保育

2．婴幼儿不午睡的原因及应对策略是什么。
3．婴幼儿易惊醒的原因及应对策略是什么。
4．婴幼儿入睡困难的原因及应对策略是什么。
5．婴幼儿遗尿的原因及应对策略是什么。

任务三　婴幼儿睡眠后保育

微课　婴幼儿
睡眠后保育

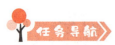 任务导航

在婴幼儿睡醒后，保育师应做以下工作：唤醒婴幼儿后，督促幼儿尽快穿好衣物；对于年龄较小的婴幼儿，保育师还要从旁辅助其穿戴整齐；年龄较大的婴幼儿穿戴整齐后可指导他们完成自己床铺的整理工作，如叠被子。在平时授课过程中，保育师可结合婴幼儿平时穿脱衣物和整理床铺中存在的问题，配合教师完成一些相关教学活动，帮助婴幼儿提升自理能力。

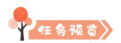 任务预览

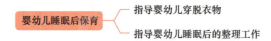

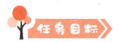 任务目标

※知识目标
1）掌握睡眠后环境整理的内容及方法。
2）掌握穿脱衣物的方法。
※能力目标
1）具备指导婴幼儿穿脱衣物的能力。
2）具备指导婴幼儿睡眠后整理工作的能力。
※思政和素养目标
1）树立劳动光荣意识。
2）培养踏实严谨的工作态度。
3）培养吃苦耐劳的精神。

项目七 婴幼儿睡眠保育

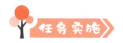

一、指导婴幼儿穿脱衣物

指导婴幼儿穿脱衣物,不仅能提升婴幼儿的生活自理能力,也能培养婴幼儿的自信心,培养婴幼儿良好的生活习惯。保育师应掌握穿脱衣物的方法,遵循婴幼儿穿脱衣物的指导原则,进行正确示范,耐心、细心地指导婴幼儿穿脱衣物。

1. 指导婴幼儿穿脱衣物的原则

1)保育师应根据不同年龄的婴幼儿自理能力的情况指导婴幼儿穿脱衣物。
2)指导婴幼儿穿衣时应遵循自上到下、从里到外的顺序。
3)指导婴幼儿穿脱衣物应遵循从简单到复杂的原则,可先从示范穿背心、短裤、袜子开始,逐渐增加穿衣服的难度,直至掌握独立穿脱衣物的技能。
4)保育师应遵循循序渐进原则。12月龄至18月龄的婴儿,可训练其脱袜子、脱鞋、戴帽子;18月龄至24月龄的幼儿,可训练其脱上衣、脱裤子;24月龄至36月龄的幼儿,可逐渐学会穿脱鞋袜,并在保育师的帮助下完成穿衣;32月龄以上的幼儿,可训练其穿衣服、裤子,系扣子等;4周岁的幼儿可在保育师指导下完成系鞋带工作并逐渐独立完成系鞋带工作。

2. 婴幼儿穿脱衣物的指导方法

(1)引导婴幼儿认识衣物
引导婴幼儿认识衣裤、鞋袜的前后、里外和鞋子的左右。

微课 应该如何指导婴幼儿穿衣服

(2)指导幼儿穿开襟衣服
保育师准确示范穿开襟衣服:先将外套平铺在桌子上,衣领放置在靠近身体的位置,打开衣襟,手指拽住内衣袖子,手握成拳头状,交叉穿入外衣的袖子;按照在上面胳膊的方向转动,将衣服穿在身上,最后,翻好衣领,将衣服前襟对齐,自上而下或自下而上系好扣子或拉好拉链;检查扣子是否对齐,衣领是否翻好。

(3)指导幼儿穿套头衣服
保育师示范穿套头衣服:取衣服,正面在下,反面朝向自己,头部的位置放在上面;先将头部钻入领口;检查衣服的正面在胸前;找到两只袖子,拽住内衣的袖子,并一一穿上;整理好衣服。

(4)指导幼儿穿裤子
保育师示范穿裤子:取裤子正面朝上平铺好,双手提好裤腰;将腿伸入裤筒里,先伸一条腿,再进另一条腿;站起来提裤子至腰上,将内衣塞进裤子里。

169

（5）指导幼儿穿袜子

保育师示范穿袜子：分辨袜子的不同部位，如袜尖、袜底、袜跟、袜筒；手持袜筒，袜底放在下面，袜尖朝前；两手将袜筒推叠到袜后跟位置，再往脚上穿，先穿脚尖，再穿脚跟，最后提袜筒。

（6）指导幼儿穿鞋子

保育师示范穿鞋子：分辨左右两只鞋，并将左鞋和右鞋放正；两脚分别穿上鞋，用手提后跟；系鞋扣、拉链或粘扣，最后整理鞋舌头。

（7）指导幼儿脱衣服

脱开襟衣服时先将扣子或拉链解开，从背后逐一拉下两只袖子；脱套头上衣时先将两只袖子脱掉，再将头部脱出衣服的领口。

（8）指导幼儿脱裤子

将裤腰褪至膝盖以下，两只手分别抓住两个裤腿往外面扯，同时把小脚往里缩，手脚同时用力，脱掉裤子。

3. 注意事项

1）指导婴幼儿穿脱衣物前应根据天气准备好合适衣物，尽量选择天气暖和的时候。

2）指导婴幼儿穿脱衣物时，保育师应正确示范，耐心指导，必要时可以编制一些儿歌帮助婴幼儿理解和记忆。

3）指导过程中应随时观察婴幼儿，以便能及时发现突发状况，并及时处理。

4）由于婴幼儿年龄不同，对于穿脱衣物的熟练度也不一样，保育师应耐心地、反复地进行示范和指导，当婴幼儿遇到困难时，要给予适当的协助，当婴幼儿独立完成了穿脱衣物的某一环节时，保育师应给予适时地肯定和鼓励。

5）要鼓励和帮助婴幼儿学习穿脱衣服，对于年龄较小、能力较差的婴幼儿，保育师应在穿脱困难时给予及时的协助。

6）保育师应督促婴幼儿抓紧时间穿脱衣服，防止他们边穿脱边玩，避免感冒。

7）保育师应做好婴幼儿穿脱衣服的检查工作，并提示月龄较大的幼儿自我检查。

8）冬季应注意婴幼儿穿裤子出现的问题，注意婴幼儿的内衣要塞入裤子内，防止肚皮受凉，同时应注意检查婴幼儿是否将裤子前后穿反。

9）婴幼儿常将袜跟穿到脚面上，应及时提醒和协助。

10）秋冬季示范给婴幼儿如何将袜筒包住衬裤的裤脚，保证保暖。

11）在婴幼儿活动时，保育师应注意观察婴幼儿的鞋子，发现鞋扣松开应及时帮助或提醒他们系好。

12）在秋冬较寒冷的季节，婴幼儿穿衣时应尽量减少胸部暴露在外的时间，以免着凉。

项目七 婴幼儿睡眠保育

13）要告诉婴幼儿，穿衣服时应先将毛衣或棉衣穿上，再穿袜子、裤子等，脱衣服时应最后脱毛衣或棉衣。

▶ 小任务练一练

分组模拟体验，练习如何指导婴幼儿穿脱衣物。创设情境：指导小班幼儿穿脱衣物，保育师该如何操作？

二、指导婴幼儿睡眠后的整理工作

指导婴幼儿进行睡眠后的整理工作，不仅能提升婴幼儿的生活自理能力，还能培养婴幼儿的自信心。保育师应掌握指导婴幼儿整理工作的方法，遵循婴幼儿整理的指导原则，进行正确示范，耐心、细心地指导婴幼儿进行睡眠后的整理工作。

1. 指导幼儿整理床铺

经过一夜的睡眠或午睡后，需要将床铺整理整齐（图7-3-1）。幼儿园或托幼机构可组织幼儿在起床后至穿戴整齐这一段时间进行整理。待穿戴整齐完毕，中大班幼儿可指导其进行整理活动。

2. 晾被的指导方法

保育师示范，将被子翻向脚下床栏杆上，使被里朝上；将被子的另一端拉至枕边；将被子抻平铺挂在床上、床栏杆上。

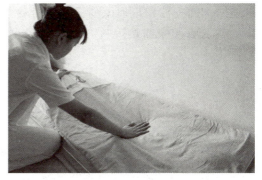

图7-3-1 整理床铺

3. 叠被的指导方法

保育师示范：站在床侧。首先折长边：保育师将被子靠近自己的一端向中间折，再折另一端。折好的被子宽度应与床栏杆或画出的记号相一致；然后折两端：保育师将折好的长条形被子的两端向中间对折，然后再对折，叠出豆腐块形的被子；铺平床单和枕巾。

4. 注意事项

1）要鼓励和帮助婴幼儿学习穿脱衣服。对于年龄较小、能力较弱的婴幼儿，保育师应在幼儿穿脱困难时给予帮助。

2）保育师应监督婴幼儿抓紧时间穿脱衣服，防止他们边穿脱边玩，避免感冒。

3）保育师应做好婴幼儿穿脱衣服的检查工作，并鼓励较大的幼儿进行自我检查。

4）冬季应注意婴幼儿穿裤子出现的问题，防止婴幼儿将腿伸进外裤和毛裤的中间。注意，婴幼儿的内衣要塞入裤子内，防止肚皮受凉；同时应注意检查婴幼儿有无将裤子前后穿反。

5）指导幼儿在午睡后将自己的拖鞋放入自己的鞋柜中（图7-3-2）。

6）教会幼儿将袜筒包住衬裤的裤脚，防止穿毛裤或棉裤时衬裤被上撸，棉裤或毛裤内形成空筒，影响保暖。

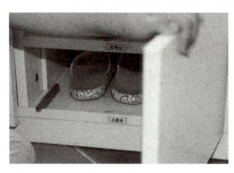

图7-3-2　指导幼儿整理物品

7）在幼儿活动时，保育师应注意观察婴幼儿的鞋扣，发现鞋扣松开应及时帮助或提醒他们系好。

8）在秋冬较寒冷的季节，婴幼儿穿衣时应尽量减少胸部暴露在外的时间，以免着凉。要告诉婴幼儿，穿衣服时应先将毛衣或棉衣穿上，再穿袜子、外裤等。脱衣服时应最后脱毛衣或棉衣。

9）鼓励并示范给婴幼儿晾被的方法和技能。年龄较大的幼儿应在穿完衣物后，再返回床铺叠被和整理床铺工作。待幼儿完成叠被和床铺整理工作后，保育师应进行检查，确保床铺整理整齐。年龄较小或能力较差的婴幼儿可由保育师完成叠被工作。

保育师解读

研究表明，在睡眠中，人体的皮肤会排出大量的湿气，使被盖不同程度地受潮。人的呼吸作用与分布全身的毛孔，也会排出多种气体和汗液，如果起床后立即把被叠好，被子中吸收或吸附的水分和气体便无法散发，这样很容易使被子成为一个污染源，对人体的身体健康有害。

小任务练一练

分组模拟体验，练习如何指导婴幼儿完成晾被和叠被等工作，并从以下几个方面总结你的工作过程。

工作目的：＿＿＿＿＿＿＿＿＿＿＿＿＿＿＿＿＿＿＿＿＿＿＿＿＿＿＿＿＿＿

工作准备：＿＿＿＿＿＿＿＿＿＿＿＿＿＿＿＿＿＿＿＿＿＿＿＿＿＿＿＿＿＿

项目七 婴幼儿睡眠保育

工作过程：_____
工作反思：_____
教师指导建议：_____

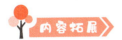

通过家庭教育培养婴幼儿的自理能力

（一）家长一定要有培养孩子自理能力的意识

家长缺乏培养孩子自理能力的意识，主要有两方面的原因：一方面是心疼孩子，不愿意让孩子"受苦"，怕孩子不小心磕着或碰着；另一方面是家长怕麻烦，有些家长认为有教孩子做事情的那些时间，自己早就替他做好了。孩子的自理能力与责任心是紧密相连的，如果孩子的家长在孩子需要有自理能力时，没有给予适当的教育和训练，那么他就会丧失做人的一种能力，无法站在已有的经验高度上体会对他人的责任心，包括对父母。这样的孩子会认为父母既然能为自己做好一切事情，那么他们自然可以处理好这种焦虑，自己完全不用理会父母的焦虑。事实上，这种完全忽略孩子自理能力的教养方式，既害了孩子，也害了父母。

（二）培养孩子的自理能力要从让孩子学做家务开始

家长在训练孩子的自理能力的时候，除了训练孩子自己管理自己的日常生活以外，还要特别强调训练孩子学做家务，如让孩子洗袜子、拿牛奶、买东西等。家长在吩咐孩子做家务时要有耐心，孩子主动帮助做家务应得到鼓励，家长还要让孩子懂得让他们做家务的目的是培养他们独立、勤劳、刚强、负责任的心理品质，以及锻炼他们的自理能力。

（三）家长对孩子做的事应以鼓励、肯定为主

由于孩子年龄小，认识水平不高，考虑问题不周全，力气小，不熟练，在做事的过程中难免会出现一些不完美的地方。大人不应因此指责孩子，更不能惩罚孩子，而应首先鼓励孩子做得对的地方。孩子有不完美的地方，要帮助他们分析原因，找到问题所在，以提高操作的技能和水平。这样的教育方法，不仅可以锻炼孩子和自理能力，而且极大地增强了孩子的自信心，对促进孩子身心发展有积极作用。

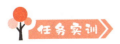

请你在模拟情境中参与睡眠后的保育工作，总结睡眠后保育工作的内容和感悟，

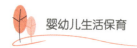

并请指导教师填写表7-3-1，评价自己的工作成效。

表7-3-1　婴幼儿睡眠后保育工作评估表

标准	是	否	评价及建议
示范、操作是否符合规范			
保育师示范步骤是否正确、恰当			
保育师示范时是否有耐心			
保育师是否及时地肯定了孩子的努力			
是否根据不同幼儿年龄特点，给予个性化指导			

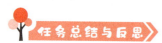

1. 指导婴幼儿穿脱衣物的原则有哪些。
2. 穿脱衣物的指导方法是什么。
3. 穿脱衣物的注意事项有哪些。
4. 睡眠后的整理工作包括哪些内容。

项目八　婴幼儿离园保育

婴幼儿离园活动是指婴幼儿离开托幼机构前由教师组织、保育师协助进行的一项活动，是托幼机构一日生活的重要组成部分。离园活动是托幼机构一天中的最后一个环节，是婴幼儿一天生活的结束，是让婴幼儿身心放松的时刻。顺利的离园工作不仅关系到幼儿的情绪，同时直接影响第二日来园准备工作的顺利进行。此外，该环节容易出现安全问题，稍有疏忽可能就会导致不良后果。因此，作为保育师一定要明确离园保育工作的任务，切实履行好离园保育工作的职责。

任务一　婴幼儿离园前保育

微课　婴幼儿离园前保育

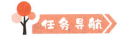

离园前，在婴幼儿晚餐结束后保育师要完成餐具整理、桌面卫生整理、地面卫生整理工作。整理完成后，保育师要协助教师整理婴幼儿仪容仪表，与教师交流婴幼儿一日在园情况，关注婴幼儿情绪，协同教师组织离园前活动，并且协助或指导婴幼儿整理衣物。

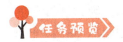

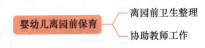

婴幼儿离园前保育 —— 离园前卫生整理
　　　　　　　　 —— 协助教师工作

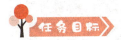

※ 知识目标
1）掌握离园前卫生整理的主要工作内容及具体工作流程。
2）知道离园前婴幼儿仪容仪表和物品整理的内容。

※ 能力目标
1）能够配合教师有序合理地安排婴幼儿离园前的活动。
2）能规范引导婴幼儿离园前行为，保证其安全愉快地离园。

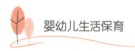

婴幼儿生活保育

3）能根据婴幼儿情况合理调节婴幼儿情绪。

4）能协助教师准备当天与个别家长沟通的重点内容。

※ 思政和素养目标

1）培养相互配合完成工作的集体意识。

2）培养认真完成工作的责任意识。

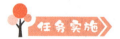

一、离园前卫生整理

婴幼儿离园前的时间是晚饭结束到离园。婴幼儿吃完晚饭，在保育师的指导下将餐具放置在指定位置，并去盥洗室擦嘴、漱口。保育师还会指导中、大班值日生协助做好餐具、桌椅、地面等的清洁整理工作。保育师要做好用餐环境及物品的清洁卫生工作，清理、擦洗、清洁桌面和地面，收拾好餐具并送至厨房。

1. 餐具整理

晚餐结束后，保育师要将碗、碟、筷子、勺子等餐具分类摆放在固定的容器中，将碗、碟等送回厨房，回班后脱下围裙，如图8-1-1所示，筷子和勺子放入容器中用洗洁精浸泡后清洗，然后用流动的水反复冲洗，如图8-1-2所示，清洗完毕后，放入待消毒的器具中，置于消毒柜中消毒，消毒完毕放入保洁柜存放。

2. 桌面整理

保育师将桌子上的饭粒、杂物收拾干净，然后用清水擦拭桌面，确保桌面干净。若桌面比较油腻，可在专用抹布上滴少许洗洁精，向同一方向擦拭桌面、桌边，再将抹布用流动水洗净、拧干后，再次擦拭桌子，直到桌子干净为止，如图8-1-3所示。

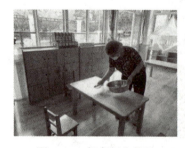
图8-1-1　保育师收餐具

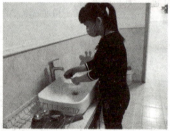
图8-1-2　保育师清洗筷子勺子

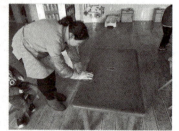
图8-1-3　保育师清理桌面

3. 地面整理

晚餐后保育师要对地面进行由里往外的湿性扫除。首先，用潮湿的扫帚进行清扫，扫帚要压住地面，避免尘土飞扬，如图8-1-4所示。然后，用拖布从前往后倒行拖地，并且压住拖布，从左向右横拖。遇到顽固的污渍、油渍时，可在拖布上滴少许洗洁精去除污渍、油渍，再将拖布用清水洗净后再次拖地，直到地面干净为止，如图8-1-5所示。最后，用消毒液再次擦拭地面进行消毒。地面消毒后要尽量开窗通风，让地面尽快干燥，避免婴幼儿进入清扫区域，防止婴幼儿滑倒。

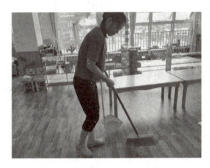
图8-1-4　保育师扫地

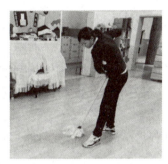
图8-1-5　保育师拖地

洗洁精有去污作用，但不是用得越多越好，餐后擦拭桌面和地面的时候，洗洁精的用量不要太多，只要能起到去油作用就可以了。否则，会擦不干净，造成桌面和地面发黏并留下白色印迹，增加工作难度。

> **小任务练一练**
>
> 1）婴幼儿吃完晚餐离开餐桌后，保育师开始进行清洁整理工作，请你模拟完成桌面和地面的清洁整理工作。
>
> 2）如何指导不同年龄的幼儿摆放桌椅？请两两合作进行模拟并分析哪种指导方式更有效。

二、协助教师工作

保育师要配合教师完成离园前的整理工作，根据婴幼儿的常规培养要求指导婴幼儿的仪容仪表及衣服物品的整理，适时调节婴幼儿情绪。保育师要协同教师组织婴幼儿完成离园前的小活动，并与教师一起总结婴幼儿在园情况，做好离园时与家长沟通的准备工作。

1. 协助教师做好婴幼儿检查工作

1）晚餐结束后，保育师提醒婴幼儿餐后漱口并把水杯放置在指定位置，与教师共同关注婴幼儿大小便，提醒婴幼儿如厕后记得冲厕所，塞好内衣并洗手。

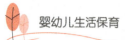
婴幼儿生活保育

2）保育师在婴幼儿离园前要看婴幼儿的精神是否良好，是否有精神不振的婴幼儿，如有精神不佳的婴幼儿要及时了解原因。

3）保育师要摸摸婴幼儿额头，确定体温是否正常，如有发烧症状，及时与家长取得联系。

4）保育师还要检查婴幼儿是否有磕碰擦伤，如果有，离园时要与家长解释，以免引起误会。

5）保育师要检查婴幼儿是否携带托幼机构玩具回家，如果有，要及时制止，引导婴幼儿养成良好的行为习惯。

6）为了让婴幼儿能衣着整齐地回家，保育师会为每个婴幼儿检查并监督整理仪容仪表、衣物等相关事宜，如擦干净手、脸，抹上润肤霜，梳理好头发，提好裤子，系好扣子，拉平外衣。

7）保育师提示婴幼儿清点好自己的物品，做好离园回家的准备，并协助检查和整理。

8）对于小班幼儿还要检查是否有弄湿衣袖、尿裤子等情况，如有发现，及时帮助幼儿更换衣服。

保育师解读

小班幼儿年龄小，手部精细动作发展不完善，动手操作不熟练，衣物整理时需要保育师一对一监督、检查、协助。保育师要协助幼儿完成穿衣、整理裤子、检查鞋子等；秋冬季时要注意及时协助幼儿整理衣裤，将内衣塞进裤子里避免小肚子着凉；引导幼儿学习整理仪容仪表的方法和技能，提供不断练习的机会，重点指导并耐心示范每一个整理衣物的动作。

保育师支招

幼儿离园时丢三落四怎么办

对于幼儿离园整理时容易丢三落四的情况，保育师要善于利用设置现场，如笔宝宝的家、自主操作等方法，鼓励幼儿做事有始有终，多给幼儿提供自我服务的机会。保育师要多放手，要不断培养幼儿认真做事的态度，这样才能培养幼儿有序整理的意识和习惯。

2. 配合教师进行离园前活动安排

离园前，教师会组织婴幼儿开展形式多样、富有创意的活动，这些活动可以消除婴幼儿消极等待、无所适从的心理。保育师协助教师带领婴幼儿进行有趣味性的游戏等，使婴幼儿情绪愉悦，耐心等待家长接园。保育师还可以引导幼儿离园前将教室内的物品整理收纳，放回原来的位置，摆放整齐。这时，保育师要随时关注个别婴幼儿如厕、饮水等需求，协同教师共同组织好离园前的小活动。图 8-1-6 为幼儿离园前进行植物角观察活动。

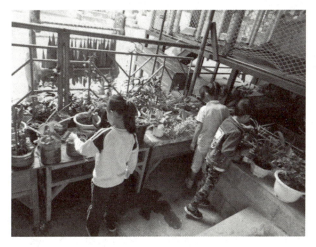

图 8-1-6　幼儿离园前植物角观察活动

离园前可以带婴幼儿做什么

家长接到婴幼儿后必问的问题是："今天开心吗？老师教什么了？"细心的幼儿也许还能想起在集体活动中教师讲过的内容，可大部分幼儿未必能说出来。因此，在离园前教师可以和婴幼儿共同回顾当天活动的内容，如儿歌唱读、绘画活动、手工制作等，通过复习帮助婴幼儿巩固所学内容，加深印象。这样一来，当家长再问到类似的问题时，婴幼儿就会给予父母相应的反馈，避免不必要的沟通尴尬。利用离园前的时间复习回顾所学内容，既能让家长了解婴幼儿在托幼机构的学习活动，又能让家长了解老师的工作，从而更好地增进家长对托幼机构工作的理解，也让家长消除顾虑，对托幼机构更加信任。

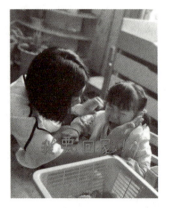

图8-1-7 保育师安抚幼儿情绪

3. 辅助教师调节婴幼儿情绪

离园是婴幼儿在一日生活中精神状态最容易兴奋的时间段，保育师要在愉悦的活动氛围中，保持婴幼儿愉悦的情绪及状态，这样能让家长放下一天因亲子分离而产生的焦虑。在离园活动中，教师可以和婴幼儿一起分享玩具，一起分享一天中快乐的事，一起进行智力游戏活动等，这些都是解压和放松的好方法，能营造和谐的氛围，有利于婴幼儿保持一个良好的情绪状态离园。保育师要协助教师关注婴幼儿的情绪状态，及时发现个别婴幼儿因离园过于兴奋而出现的不稳定情绪，并予以疏导安慰。图8-1-7为保育师安抚幼儿情绪。

 保育师支招

在离园前，保育师可以组织婴幼儿进行一个短时间的集体活动，利用各种道具和丰富的表情，声情并茂地给婴幼儿讲故事，和婴幼儿一起进行愉快的小游戏，节奏欢快的小律动，使他们在丰富的活动中产生愉悦欢乐的情绪情感体验，避免他们因过于着急或者兴奋而发生意外。例如，组织一个简单的《蜻蜓飞》的手指游戏："蜻蜓飞、蜻蜓飞，蜻蜓蜻蜓飞走了。"灵动的手指吸引婴幼儿积极参与和模仿，使婴幼儿保持愉快的情绪。

4. 协助教师做好离园前的整理工作

（1）托班、小班

离园前，在保育师的帮助和指导下，做好相关的整理工作：如厕、整理衣服、收纳整理玩具和物品、换鞋、背好小书包等，如图8-1-8所示。

（2）中班

离园前，在保育师的提醒下，做好相关整理工作（整理内容同小班），并把物品摆放整齐。保育师还可以配合教师组织离园前活动，如图8-1-9所示。

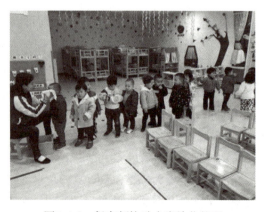

图8-1-8 保育师协助小班幼儿整理

（3）大班

在保育师的指导下，幼儿能熟练做好相关的整理工作（整理内容同小班），并能按顺序整理和摆放，还要能自己独立整理书包，准备回家物品，如图8-1-10所示。

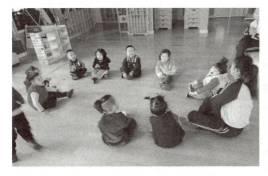
图8-1-9　保育师配合教师组织离园前活动

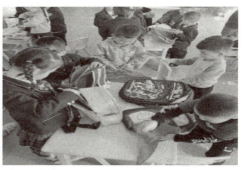
图8-1-10　大班幼儿整理书包

保育师解读

> 离园前保育师对婴幼儿的常规培养如下：在保持一种稳定、愉悦的情绪基础上主动学习整理仪容仪表；有意识地管理自己的物品（包括有秩序的整理及收纳）；乐于参与教师组织的各种活动；离园前，会将玩具、材料、椅子等收放整齐、归位，保持环境的整洁有序；离园时，主动并礼貌地与教师、小朋友道别，约好明天愉快地来园。

5. 协助教师准备与个别家长沟通的内容

作为保育师，除了要善于观察记录外，还要将工作中观察到的婴幼儿状况主动与教师交流，配合班级教师总结当天婴幼儿的在园情况，帮助教师全面分析掌握婴幼儿的情况，以便离园时教师和家长面对面进行沟通，让家长感受到班级教师的责任感，避免因某些事件教师未观察到而与家长产生误会，为班级家园共育工作打下坚实的基础，从而在组织各种活动时能够获得更多家长的支持。婴幼儿在幼儿园的一日活动是一个不断变化、动态渐进的过程，保育师要重点总结婴幼儿一日生活各个环节出现的问题，如进餐量、饮水习惯、如厕次数、睡眠情况等，以便在离园时与家长沟通与交流。

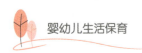

婴幼儿生活保育

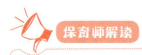

家园合作的重要性

家园合作，顾名思义，指的是托幼机构与家庭之间的合作，本质上是托幼机构和家长在教育方面的合作。家园合作的最终目标就是借助托幼机构和家庭这两大力量来共同推动和促进婴幼儿群体的健康发展。在婴幼儿教育过程中，托幼机构和家庭作为两大教育主体，彼此之间要进行充分的交流和沟通，多合作，多互动，托幼机构要了解婴幼儿在家里的情况，家长也要了解婴幼儿在托幼机构里的表现。这样一来，无论是托幼机构还是家庭都可以对婴幼儿有全面的了解，能减少教育的盲目性，给予每一位婴幼儿个性化的引导和教育，这对婴幼儿的健康成长及良好个性的培养非常有帮助。

 小任务练一练

保育师要配合教师对婴幼儿的仪容仪表和衣服物品进行整理，请你模拟保育师给婴幼儿整理仪容仪表及衣服的过程。

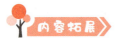

离园前活动是不可忽视的教育环节，应做好充分的准备，营造温馨安静的氛围，除了以上活动，还可以根据各园所的特点安排教室内整理、兴趣活动、户外活动等。

（一）分享活动

在离园前，班级教师可以组织婴幼儿们讲一讲、说一说今天自己在托幼机构的所见所闻，以及自己开心的事情，如图8-1-11所示。这样既有机会让婴幼儿在众人面前展示自己，培养婴幼儿的语言表达能力，又可以让婴幼儿对一天的日常生活有一个回忆和总结，更有利于教师对婴幼儿今天的表现有一个全面回顾，促进教师对当日教学进行反思，同时，也能对婴幼儿做到再次逐个关注。

（二）才艺展示表演活动

离园前教师可组织幼儿讲故事、背诗歌、唱歌、跳舞等，给幼儿一个展示的机会。

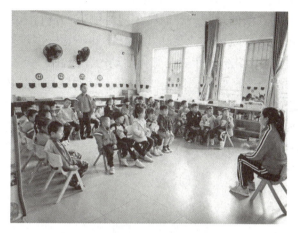

图 8-1-11　婴幼儿离园前的分享活动

在组织表演展示活动时，要为幼儿提供适合的环境和材料，给幼儿时间准备表演的内容和道具，吸引幼儿积极参与，鼓励幼儿合作表演，促进其交往合作能力的发展。

（三）益智活动

益智活动可以丰富婴幼儿知识，发展婴幼儿的感知觉和语言计算等能力。在离园时，教师可以组织婴幼儿开展猜谜语、编故事、接龙、听声音、猜一猜等益智活动，使离园活动变得更有趣味和意义。教师也可以带领幼儿进行种植角、饲养角的观察记录活动，调动幼儿的学习兴趣，培养幼儿动脑筋的习惯，进而巩固学到的知识。

（四）手指游戏

教师可以带领婴幼儿参与有利于集中注意力的手指游戏，如《猴子荡秋千》《家人》《卷白菜》等，如图 8-1-12 所示；也可以请不同的小朋友带领其他婴幼儿们温习之

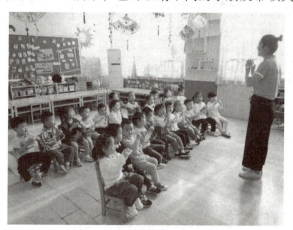

图 8-1-12　婴幼儿离园前的手指游戏

前学过的手指游戏。在表演的过程中，教师要对小朋友们进行适当的表扬和鼓励，以起到模范带动的作用，这样既可以让婴幼儿们在不知不觉中度过等待的时间，也可以巩固学过的知识，激发婴幼儿们乐于参与集体活动的积极性。

要避免一刀切的活动选择方式，学会"放权"，针对婴幼儿具体的需要开展不同的活动。保育师可以征求婴幼儿的意见，问问婴幼儿想做什么，根据婴幼儿的兴趣需要及年龄特点同时开放几个项目进行选择，引导婴幼儿选择相对安全的活动。因为是婴幼儿自己挑选的活动，当婴幼儿参与这个活动时，通常都会表现得特别感兴趣，从而缓解等待离园的焦急心理。

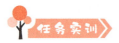

在实训/实习中参与离园前的保育工作，总结离园前保育工作的内容和感悟，并请指导教师填写表8-1-1所示的评估表。

表8-1-1　婴幼儿离园前保育工作评估表

内容		标准	是	否	评价及建议
离园前卫生整理	餐具整理	餐具按类摆放在固定的容器中			
		碗、碟等送回厨房			
		筷子和勺子清洗消毒			
	桌面整理	收拾干净桌子上的饭粒、杂物			
		用清水擦拭桌面，确保桌面干净			
	地面整理	用潮湿的扫帚清扫			
		用拖布从前往后倒行拖地，并且压住拖布，从左向右横拖，直到地面干净			
		用消毒液再次擦拭地面进行消毒			
协助教师的工作	协助教师做好婴幼儿检查工作	看：婴幼儿个人卫生及精神状况			
		摸：是否发烧			
		检查：磕碰擦伤、携带物品、仪容仪表			
	配合教师进行离园前活动安排	关注个别婴幼儿如厕、饮水等需求			
		协同教师共同组织好离园前的小活动			
	辅助教师调节婴幼儿情绪	协助教师关注婴幼儿的情绪状态			
		及时发现个别婴幼儿因离园过于兴奋而出现的不稳定情绪，并予以疏导安慰			
	准备与个别家长沟通的内容	将工作中观察到的婴幼儿情况主动与教师交流			
		重点总结婴幼儿一日生活各个环节出现的问题，如进餐量、饮水习惯、如厕次数、睡眠情况等，在离园时与家长进行沟通与交流			

项目八 婴幼儿离园保育

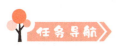

1. 离园前婴幼儿仪表和物品整理的内容有哪些。
2. 举例说明婴幼儿离园前的活动有哪些。
3. 分别说出小、中、大班婴幼儿离园前的行为要求。
4. 如何调节婴幼儿情绪。
5. 如何鼓励婴幼儿积极参与离园前活动。

任务二　婴幼儿离园时保育

微课　婴幼儿离园时保育

保育师在离园时要维持婴幼儿秩序,合理使用与婴幼儿交流的指导语言。在与家长交流婴幼儿生活情况时,会使用规范的用语。当离园过程中出现突发状况时,如尿湿裤子或者大便在裤子中、突发意外情况、未按时离园、接错婴幼儿、婴幼儿物品遗落等,保育师要及时处理。

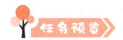

```
                         ┌─ 婴幼儿离园时的指导语言和行为提示
婴幼儿离园时保育 ─┼─ 婴幼儿的管理
                         ├─ 与家长的沟通
                         └─ 突发状况处理
```

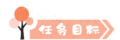

※ 知识目标
1)掌握管理婴幼儿过程中的规范语言行为。
2)知道与家长沟通过程的语言要求和内容要求。
※ 能力目标
1)能熟练完成对未离园婴幼儿的管理。
2)能完成婴幼儿离园时与家长沟通交流。
3)能熟练完成婴幼儿离园时突发状况的应急处理。
※ 思政和素养目标
1)培养安全责任意识。

2）培养细致耐心的工作能力。

一、婴幼儿离园时的指导语言和行为提示

不同年龄段的婴幼儿在离园环节中的表现和需求不同，保育师在进行离园保育时，可以参考以下指导语言和行为提示。

1. 指导语言

语言是保育师与婴幼儿交流的重要工具，是开展保育工作的重要手段。在离园时，保育师要准确、严谨地做出语言提示，保证婴幼儿安全愉快地离园。

保育师对幼儿园小班幼儿的指导语言以提示为主。例如："你需要将小椅子放回到原来的位置上。""马上要回家了，你要和老师、小朋友说再见。""我们还需要将换好的鞋子放回到鞋柜里。""你认识这位叔叔/阿姨吗？他/她是谁呀？"（遇到不认识的家长来接孩子的时候）

保育师对幼儿园中班幼儿的指导语言要更有鼓励性。例如："××小朋友你的玩具都收回到原来的位置了吗？需要带回家的东西都带齐了吗？想一想还有什么落下的东西吗？""我们长大了，会自己换鞋了，不用帮忙了。我会！我能！我行！""你的书包应该谁来背？你的书包背好了吗？"

保育师对幼儿园大班幼儿的指导语言要能激发幼儿的自主性。例如，"今天有任务吗？""自己的事情自己做，自己换鞋，自己背书包。"

2. 行为提示

保育师的文明举止影响婴幼儿的行为发展，保育师应当以得体的语言和动作行为来体现"敬业"与"爱幼"。在离园过程中要注意自己的言行，做到为人师表。

1）与婴幼儿和家长交谈时面带微笑，态度温和并有礼貌。
2）与家长沟通反馈婴幼儿在园生活情况，并给予适当的家庭生活保育照护方面的小建议，达到家园共育的目的。
3）针对婴幼儿不同情况给予协助和鼓励。
4）检查婴幼儿要带回家的物品是否都已带上，轻声与婴幼儿和家长道别。

二、婴幼儿的管理

婴幼儿离园时，同班教师组织婴幼儿有序离园（图8-2-1），保育师组织未离园的婴幼儿安静等待，并与婴幼儿交流物品整理情况，提醒婴幼儿检查要带回家的东西是否准备好，并关注婴幼儿喝水或如厕的需求。

项目八　婴幼儿离园保育

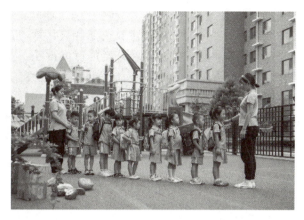

图 8-2-1　保育师同教师组织婴幼儿离园

婴幼儿离园时，教师核对婴幼儿与家长一对一离园，未叫到名字的婴幼儿由保育师组织排队，检查并及时整理婴幼儿的仪容仪表，并提醒婴幼儿携带好物品，避免遗漏。同时保育师要关注教师呼唤的婴幼儿，督促婴幼儿迅速离园。整个过程中，保育师都要关注婴幼儿饮水如厕的需求。当婴幼儿遗落物品时，要及时查找并交给家长带走。图 8-2-2 所示为保育师组织管理未离园幼儿。

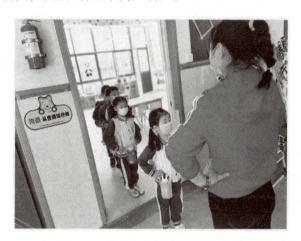

图 8-2-2　保育师组织管理未离园幼儿

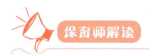

为什么需要尽快熟悉婴幼儿的姓名

叫出每个婴幼儿的名字是保育师应掌握的基本技能，这一点非常重要。因为名字是一个人在社会存在的标志，具有独特的意义和价值。

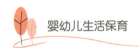
婴幼儿生活保育

成人叫出婴幼儿的名字，就表明婴幼儿是被关注和被认可的，这也体现了对婴幼儿的尊重。幼儿园的婴幼儿数量多，总会在特定的时候出现一些突发的状况，保育师叫出婴幼儿的名字才能更加及时地引导婴幼儿做出适宜的行为，为与家长沟通奠定良好的基础。

保育师叫出婴幼儿的小名能快速与婴幼儿建立良好的关系，能更快地建立相互间的信任。婴幼儿的小名一般局限在被婴幼儿的亲属呼唤，在幼儿园被叫出小名，婴幼儿会更感到亲切，自己被亲属外的成人关注，婴幼儿对集体的归属感会迅速增强。婴幼儿只有对集体环境产生安全感与归属感，才能最大限度地健康成长，快乐地融入集体活动中。

三、与家长的沟通

家长工作是一门很深的学问，与形形色色的家长沟通更是一项专业并需要技巧和策略的工作。保育师密切关注着婴幼儿的衣食、睡眠、生活习惯等，对他们更了解，当家长想要了解婴幼儿在园的生活情况时，保育师要及时与家长沟通和交流。那么，保育师应该如何与家长沟通呢？

1. 与家长沟通的主要内容

1）将自己对婴幼儿当天的观察情况与家长做有逻辑、言简意赅的交流，实事求是、客观描述婴幼儿的积极表现和进步。

2）如遇婴幼儿身体不适、受伤或者与同伴发生矛盾冲突的情况，要及时如实告知家长，并了解婴幼儿在家的情况。

3）婴幼儿行为有偏差时，要与家长沟通，了解其在家的表现和家长的教育方法。

4）与家长交流某方面的保教方法时，可与家长分享经验，同时提出自己的建议。

5）对家长咨询的问题及时给予反馈。

6）与个别需要沟通的家长进行有礼貌但简短的交流，或者另外约定单独交谈的时间，避免疏忽对其他婴幼儿的照护。

2. 与家长沟通的注意事项

1）主动与家长打招呼，热情礼貌且面带微笑。

2）言辞得当，态度谦逊，平和对待，语气语调不要过激，不给婴幼儿的行为贴标签，体现教育者的专业性。

3）一视同仁，互相尊重，不因婴幼儿表现问题、家长职位高低而区别对待。

4）维护职业形象，避免与家长谈论与工作无关的事，避免在家长面前流露各种不满的情绪。

5）避免独占说话时间，要给家长表达的机会。

6）避免随意打断家长说话，先耐心倾听，再表达自己的观点。

7）遇到婴幼儿有特殊情况发生（如磕碰擦伤、尿裤子等）时，要主动并及时如实地向家长说明情况，持主动关爱的态度，体现责任感，避免出现推诿言辞。图8-2-3为幼儿离园时保育师与家长沟通。

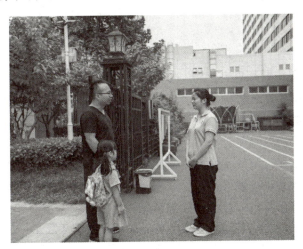

图8-2-3　幼儿离园时保育师与家长沟通

 保育师支招

与不同家长的沟通技巧

在与家长交流过程中，要因人而异采取不同的沟通策略。

对于客观开放型的家长，可以采用直入主题的沟通策略。此类型家长能够客观地看待自己的孩子，有一定教育理念，可以直接和家长交流婴幼儿在园的情况，从而做好家园配合。

对于期望值很高的家长，可以采用"汉堡包"式的沟通策略。和这种类型家长沟通时，应先对婴幼儿表现给予真诚的肯定，再针对不足了解婴幼儿在家的表现，然后和家长共同找出原因，最后给出合理的建议。

对于溺爱型的家长，可以采用自纠的沟通策略。保育师与教师协商，邀请家长参与托幼机构一日活动，让家长在一日活动中通过观察对比，发现孩子存在的问题，然后适时跟其交流，以表现对其孩子的重视，并引导家长客观理智对待婴幼儿教育的问题。最后，家园共同制定解决方案。

对于放任型的家长，可以采用"主动出击"的沟通策略。教师每天离园时可以

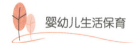

婴幼儿生活保育

用一两句话向家长反映情况，及时将婴幼儿在园的点点滴滴向家长汇报，让家长感到教师多么地了解、关注自己的孩子。通过锲而不舍地与家长交流，促使家长变得积极主动起来。

  保育师解读

著名幼教专家陈鹤琴曾说："幼儿教育是一种很复杂的事情，不是家庭方面可以单独胜任的，也不是托幼机构方面可以单独胜任的，必定要两个方面共同合作才能得到充分的功效。"一席话语，告诫我们托幼机构和家庭二者必须同向、同步形成教育合力，才能有效地促进婴幼儿的发展。家园的沟通交流、支持合作、资源共享才能达到"家园共育"的目的，才能促进婴幼儿家长、教师、保育师三大人群的共同成长，才能为婴幼儿的健康快乐成长营造良好的教育环境。《幼儿园教育指导纲要》在总则第三条指出"幼儿园应与家庭、社区密切合作，与小学相互衔接，综合利用各种教育资源，共同为幼儿的发展创造良好的条件"。

  小任务练一练

保育师要与家长交流幼儿在园的生活情况，请你针对幼儿挑食的情况模拟保育师与家长的交流过程。

四、突发状况处理

保育师在离园环节要协助教师组织婴幼儿有序离园，把每一个婴幼儿安全整洁地交给家长。那么在离园环节会有哪些突发状况，我们需要采取何种措施来避免呢？

1. 排便在身的处理

如发现婴幼儿离园时突然尿湿裤子或者大便在裤子中，这时保育师应告知家长耐心等待，保育师带领孩子返回教室的卫生间内，帮助处理换洗衣物，如图8-2-4所示，并且安抚孩子不要紧张害怕，下次想去卫生间了可以提前告知老师，老师会帮助、等待的，避免孩子因此产生不良情绪。

2. 突发意外情况

婴幼儿离园时若突发意外情况，如流鼻血、磕碰擦伤、惊厥昏迷等情况，保育师要及时发现幼儿的异常并采取措施，避免婴幼儿情况进一步恶化。如果情况较轻，请家长等待片刻，保育师陪同婴幼儿到保健室由保健医处理；如果情况复杂且严重，由托幼机构统一安排相关人员一同到附近或者家长同意的医院就诊。在整个过程中，保育师不仅要安抚孩子，还要将发生意外时的情况客观地向家长描述。图8-2-5为保育师处理幼儿流鼻血的情形。

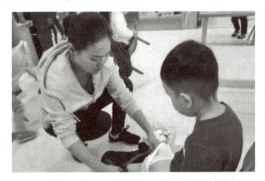 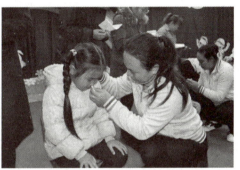

图8-2-4　保育师处理幼儿排便在身　　　图8-2-5　保育师处理幼儿流鼻血

3. 家长未按时来园

离园时，如果婴幼儿父母没有按时来园，保育师在为孩子做好离园准备后，可以适当安排其做一些安静的游戏，如看书或在教室中的活动区玩游戏。保育师应为婴幼儿准备好饮用水，并且一直陪伴在孩子身边，避免因父母没有及时来接让孩子情绪低落。

4. 错接婴幼儿

当因接园家长较多、秩序混乱而出现错接婴幼儿的情况时，保育师要积极关注婴幼儿与家长的对应情况，及时提醒教师发生了家长与婴幼儿不对应的状况，及时纠正错误，避免重大工作失误。

 保育师支招

特殊接送三步骤制度

如家长因特殊情况委托他人来园接孩子，需要遵守以下三个步骤。

1）给本班教师发送委托短信，包括委托人的详细信息。

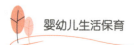

2）本班教师确认委托人与家长短信信息是否相符。

3）确认无误后，在教师关注下，请被委托人在"特殊接送记录"上登记相关信息后方可接走婴幼儿。

 小任务练一练

若在接园结束后有家长未按时接园，保育师应如何应对？

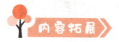

婴幼儿离园时与家长沟通的重要性

《幼儿教育指导纲要》明确指出："家庭是幼儿园重要的合作伙伴。应本着尊重、平等、合作的原则，争取家长的理解、支持和主动参与，并积极支持、帮助家长提高教育能力。"由此可见，新时期家园共育工作是非常的重要。要提高婴幼儿的素质，单靠托幼机构或家庭任何一方都是难以实现的，唯有重视教师与家长的沟通工作，让家长主动参与到婴幼儿的教育中来，使家长和托幼机构成为共同育儿的合作伙伴，才能有效提高托幼机构保教工作的质量，促进婴幼儿全面发展。

（一）有利于家园之间相互配合，共同促进婴幼儿成长

家园共育的本质就是家庭和托幼机构共同教育婴幼儿。只有托幼机构和家长之间相互配合，才能共同促进婴幼儿更好地成长。婴幼儿教育离不开家庭教育，托幼机构对婴幼儿实施教育需要家长的支持，同样家长也需要托幼机构的理解和帮助。家园之间的合作能增进彼此了解，及时掌握婴幼儿在家或在园的情况，从而设计有效的策略，帮助婴幼儿健康成长。针对不同婴幼儿的特殊需求，给予家长一些专业的建议，减少因抚育婴幼儿过程中出现问题而产生的焦虑。

（二）有利于托幼机构与家长之间相互学习、共同提高

托幼机构在与家长的沟通中，绝不能以为仅仅是托幼机构单方面在帮助家长提高科学育儿水平，还应认识到托幼机构在与家长沟通时，也是向家长学习的好机会。这样不但帮助托幼机构拓宽思路，也调动了家长的主动性、积极性，让家长有参与托幼机构活动的兴趣，有利于促进家庭与托幼机构之间的合作，密切家园关系。

婴幼儿教育是一项系统工程，需要家庭和托幼机构以及社会的共同努力，共同促进婴幼儿健康成长。托幼机构与家庭通过沟通建立彼此的信任关系，是家园合作的重

中之重，家园和谐关系是婴幼儿教育成功的重要基础。

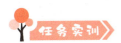

在实训/实习中参与离园时的保育工作，总结离园时保育工作的内容和感悟，请指导教师填写表8-2-1所示的评估表。

表8-2-1 婴幼儿离园时保育工作评估表

内容		标准	是	否	评价及建议
婴幼儿的管理	对尚未离园婴幼儿的指导	检查婴幼儿的仪容仪表			
		提醒婴幼儿携带好物品，避免遗漏			
		关注教师呼唤的婴幼儿，督促婴幼儿迅速离园			
		关注婴幼儿饮水、如厕的需求			
	规范语言	小班幼儿的指导语言以提示为主			
		中班幼儿的指导语言要更有鼓励性			
		大班幼儿的指导语言要激发幼儿自主性			
	规范行为	针对婴幼儿不同情况给予协助和鼓励			
		检查婴幼儿物品是否都已带上			
		轻声与婴幼儿道别			
与家长的沟通	语言要求	与婴幼儿和家长交谈时面带微笑、态度温和并有礼貌			
		言辞得当，态度谦逊，平和对待			
		一视同仁，互相尊重			
		避免与家长谈论与工作无关的事			
		避免独占说话时间，要给家长表达的机会			
		避免随意打断家长说话，先耐心倾听，再表达自己的观点			
	内容要求	实事求是，客观描述			
		了解婴幼儿在家的表现和家长的教育方法			
		可与家长分享经验，同时提出自己的建议			
		对家长咨询的问题及时给予反馈			
		将工作中观察到的婴幼儿情况主动与教师交流			
突发状况处理	排便在身	告知家长耐心等待			
		带领孩子返回教室的卫生间内，帮助处理换洗衣物			
		安抚婴幼儿情绪			

续表

内容		标准	是	否	评价及建议
突发状况处理	突发意外	及时发现幼儿的异常并采取措施，避免婴幼儿情况进一步恶化			
		情况较轻，请家长等待片刻，保育师陪同婴幼儿到保健室由保健医处理			
		情况复杂且严重，由托幼机构统一安排相关人员一同到附近或者家长同意的医院就诊			
		安抚孩子，将发生意外时的情况客观地向家长描述			
	家长未按时接园	安排婴幼儿活动			
		为婴幼儿准备好饮用水，并且一直陪伴在身边			
		避免婴幼儿情绪低落			
	错接	积极关注婴幼儿与家长的对应情况，及时提醒教师发生了家长与婴幼儿不对应的状况，及时纠正错误，避免重大工作失误			

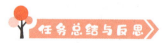

1. 保育师在离园过程中要注意哪些言行举止。
2. 在婴幼儿离园时与家长沟通的主要内容有哪些。

任务三　婴幼儿离园后保育

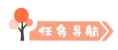

微课　婴幼儿离园后保育

婴幼儿离园后，保育师还要进行常规的整理清洁卫生等保育工作。整理工作包括区域材料整理、清洁物品整理、家具的整理、生活物品的整理、电器用品的管理与保养、检查安全隐患。清洁消毒工作包括活动室清洁消毒、盥洗室和卫生间的清洁、卫生洁具的清洁消毒、饮水机等饮水设施的清洁消毒。最后要检查一天工作记录并回顾总结一天的工作。

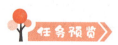

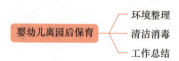

项目八　婴幼儿离园保育

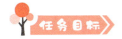

※知识目标

1）掌握婴幼儿离园后环境整理的内容。
2）知道婴幼儿离园后清洁消毒工作的内容和具体操作流程。
3）掌握相关保育工作记录表的填写方法。

※能力目标

1）能熟练完成环境整理和清洁消毒工作。
2）能独立完成保育工作记录表的填写，并能撰写保育工作总结。

※思政和素养目标

1）培养及时记录工作的习惯。
2）培养合理高效的工作能力。

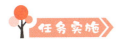

一、环境整理

婴幼儿离园后，保育师的主要工作就是清洁整理班级物品，保证第二天婴幼儿来园能在安全、舒适、温馨、整洁的环境中健康快乐地生活和学习。物品的整理和保管是否规范决定着物品的使用寿命，关乎师幼的安全。材料消耗的补充是否及时决定着第二天婴幼儿班级活动能否顺利地开展。因此，在实际工作中，保育师要妥善整理好环境物品，以方便使用，保障安全。

1. 教学（区域）用品的整理

教学（区域）用品大多集中在班级的活动室，保育师整理物品的过程中，要将物品有序摆放，并做好保管和维护。

（1）整理摆放桌椅

保育师要将桌椅等摆放整齐，放回原位。桌椅是婴幼儿学习活动和用餐的设施，因此要特别注意桌椅的卫生清洁，并检查是否存在安全隐患，如有破损、零件松散的情况应及时报修。图8-3-1为保育师整理桌椅展示图。

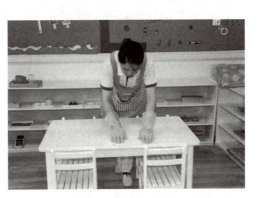

图8-3-1　保育师整理桌椅

195

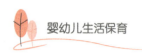

婴幼儿生活保育

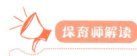

幼儿园活动中桌椅的布置

桌椅的布置方式应根据教学的要求和活动的形式进行不同的组合。例如，音乐课时，婴幼儿可背向窗户环成半圆形，而教师则面向光线，这样婴幼儿都可清楚地看见教师歌唱时的示范动作。当进行室内舞蹈练习时，需要将桌椅紧靠活动室四壁，以空出较大场地，便于婴幼儿舞蹈活动。当教师给婴幼儿讲故事时，婴幼儿可围成U形，教师则在U形开口中央面对婴幼儿。当教学活动需要分组让婴幼儿自选项目时，可以将桌子各占活动室一角，并以活动小书架或小玩具柜等进行空间分隔。若托幼机构没有固定的卧室空间，需要活动室兼卧室时，可以将活动室内所有家具尽量靠边，腾出地方放置婴幼儿床铺。活动室灵活的桌椅布置方式体现了托幼机构教学与小学教学完全不同的目的与形式。

（2）整理玩具

玩具要按玩具柜上的标记摆放，便于幼儿拿取和归位。保育师在擦拭玩具后将玩具放回原处。玩具柜表面经常会有不干胶的胶印，保育师要及时清理，并注意在清洁的过程中不划损柜子表面。图8-3-2为保育师清洁整理玩具。

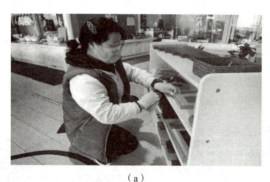

（a）

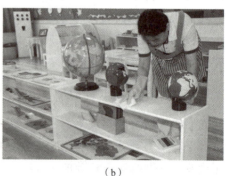

（b）

图8-3-2　保育师清洁整理玩具

（3）整理图书

将图书按书架上的标记摆放整齐，以方便幼儿取放，定期对图书进行修补维护；每天对图书区书架进行擦拭消毒，避免死角；定期对图书进行日晒或紫外线消毒。图8-3-3为保育师整理图书。

（4）整理娃娃家及表演区

娃娃家是幼儿园教室活动必有的区域，里面的玩具非常多。小班幼儿在参与娃娃家活动的时候,会模拟家里的情景,如抱一抱、亲一亲娃娃,容易将细菌带入口中,因此娃娃家的物品清洁是非常重要的。每日对娃娃家中的玩具进行整理清洁,根据不同年龄特点的班级进行每天或者每周一次的玩具浸泡消毒,彻底清洁。娃娃家中玩具娃娃的衣物也要经常清洗,保证娃娃家里所有物品的使用安全。

表演区的各种角色服装及配饰;音乐播放器、头饰、面具、丝巾、丝带、镜子、假花、乐器(铃鼓、快板、沙锤、手敲琴、三角铁、小鼓、小铃等);故事书、纸、笔、故事盒、沙盘、快板、手偶、服装、道具、半成品材料、生活材料、自然材料等,这些在婴幼儿离园后都要分类整理,定期消毒,要让婴幼儿安全放心地使用。图8-3-4为保育师整理的表演区。

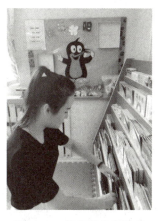

图8-3-3 保育师整理图书

(5)整理手工区

手工区里的物品比较丰富,受到婴幼儿们的欢迎,每天都有许多婴幼儿在那里折纸、剪纸、画画等,因此婴幼儿离园后要检查各种区域材料是否有损坏和缺少,补充缺少的材料,以备第二天婴幼儿正常使用。图8-3-5为保育师整理的手工区。

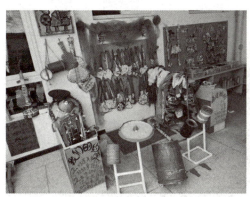

图8-3-4 保育师整理的表演区

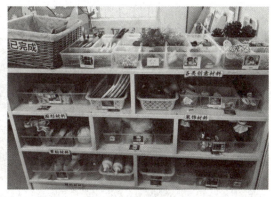

图8-3-5 保育师整理的手工区

保育师解读

为什么要在离园后再次整理教室物品

婴幼儿每天都会玩玩具和操作活动区的各种材料,虽然每次使用后教师都会引导婴幼儿将物品整理好放回原处,但难免出现收拾不整齐的情况。婴幼儿离园后,保育师应根据班级使用情况,将玩具、桌椅归位,摆放整齐,还应按照教育计划中的内容,将次日开展教学活动、游戏活动、户外体育活动、生活活动所需要的材料提前准备好。

2. 清洁用品的整理

清洁用品大多集中在班级的盥洗室。盥洗室中的用品要保持整洁,按用途分开放置在固定的地方,有一定的间隔,用完后放回原处。常用的清洁卫生用具包括抹布、拖布、垃圾桶、扫帚和簸箕。抹布要定期进行高温煮沸消毒;拖布、扫帚、簸箕按要求做到勤清洁、勤消毒,消毒后必须晾干,必要时进行户外日光暴晒;垃圾桶要每天清洁,并经常冲洗,如有损坏应及时修补或报废更新。

（1）整理抹布

抹布大致分三类:消毒抹布、擦桌抹布、擦灰抹布。为了区分这三种抹布,最好使用三种颜色,并标记挂放,每种抹布用后都要彻底清洗、晾晒,及时更换。图8-3-6为保育师整理的抹布。

（2）整理拖布

拖布可以按用途不同在拖布把上悬挂标记,如活动室专用拖布、走廊专用拖布、盥洗室专用拖布等,在使用时可以根据所擦的位置来拿取相应的拖布。拖布池是清洁拖布的地方,一定要保持干净,里面的过滤网也要经常清理。图8-3-7为保育师在整理拖布。

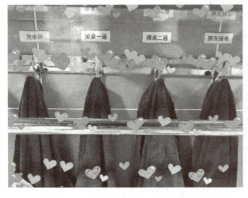

图8-3-6　保育师整理的抹布

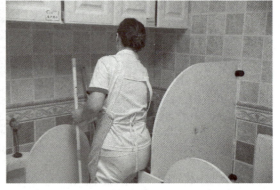

图8-3-7　保育师整理拖布

（3）整理垃圾桶、扫帚、簸箕

垃圾桶、扫帚、簸箕要随时保持清洁,扫帚把儿和簸箕把儿是保育师经常接触的地方,更容易留有污渍,滋生细菌,要及时清洁,扫帚毛上经常会沾有头发等,要经常清理。垃圾桶、扫帚可以在阳台摆放,这样可以避免在教室中产生异味,还可以起到通风、日晒消毒的效果。垃圾要按规定分类处理。图8-3-8为保育师在消毒垃圾桶。

项目八 婴幼儿离园保育

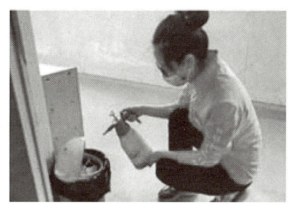

图8-3-8 保育师在消毒垃圾桶

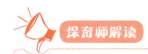

垃圾分类有益处

垃圾分类收集便于分类处理,既能提高垃圾资源利用水平,又可减少垃圾处置量。垃圾分类有如下好处。①减少占地。垃圾分类能去掉可回收的以及不易降解的物质,减少垃圾数量达50%以上。②减少环境污染。废弃的电池等含有金属汞等有毒物质,会对人类产生严重的危害,土壤中的废塑料会导致农作物减产,因此回收利用可以减少危害。③变废为宝。我国每年使用塑料快餐盒达30亿个,方便面碗5亿~6亿个,废塑料占生活垃圾的3%~7%。1 t废塑料可回炼600 kg无铅汽油和柴油,回收1500 t废纸可免于砍伐用于生产1200 t纸的林木。因此,垃圾回收既环保,又节约资源。

3. 电器用品的管理与保养

保育师在离园前要注意做好电器用品的安全检查,查看固定装置是否牢固、插座螺丝是否松动、电线是否老化或裸露,以确保安全。

婴幼儿离园后,保育师要检查电器的运行情况,发现损坏及时报修并登记。保育师还要做好除尘、去污的保洁工作,保洁前要切断电源。以下列举几种电器的保养要求。

照明设施:检查固定装置是否牢固、开关是否安全,定期保洁,根据天气实际状况开关照明设施。

电风扇:检查电风扇固定是否牢固、风扇罩是否扣紧,定期清洁,不用时要切断电源,清洁保养后收藏,罩上防尘罩。

空调：定期清洁，防止污染，长期不用时，拔掉电源，清洁后用防尘罩保护。

电脑多媒体：注意保持多媒体设备的清洁，防止灰尘积累造成对设备的损伤；规范操作多媒体设备，以保证其正常使用寿命；离岗前要检查多媒体是否关闭、断电，锁好。

紫外线灯：在使用过程中，应保持紫外线灯表面的清洁，一般每周用酒精棉球擦拭一次；注意不得使紫外线光源照射到人，以免引起损伤；开启紫外线灯时，提前将室内的植物搬离消毒环境以保护植物。

热水器：婴幼儿离园后保育师要对热水器表面进行擦拭消毒，将热水器开关关闭。

图 8-3-9 为保育师维护班级电器示例图。

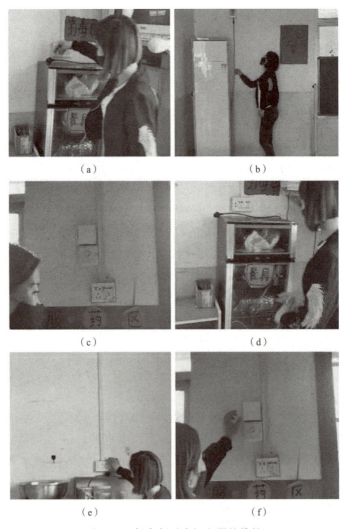

图 8-3-9　保育师对班级电器的维护

4. 家具的整理

婴幼儿离园后，保育师要将储物柜、玩具柜、书柜、区域活动专用置物柜等摆放整齐，放回原位并进行检查，发现损坏及时登记报修。家具每天都要擦拭消毒，婴幼儿午睡使用的拖鞋要统一放入鞋柜。

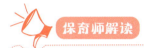保育师解读

紫外线消毒灯注意事项

紫外线灯消毒时，室内婴幼儿必须全部离开，每次使用后记录使用时间，超过1000 h使用时间应及时更换设备。房间内消毒时，空气、地面应保持干燥、清洁，否则会影响消毒效果。给图书、衣物、玩具等消毒时，要定时翻动，使各个面都得到紫外线的照射。

5. 生活物品的整理

保育师要管理好班级生活物品，保证安全、干净、卫生、整齐、摆放有序，对班级生活物品进行清洁及消毒，随时保持物品卫生。

（1）卫生纸

每个班级的盥洗室都在便池附近设置卫生纸架，保育师要随时提供卫生纸，保证卫生纸的供给量。另外，每日婴幼儿离园后保育师要对卫生纸架进行擦拭消毒，保持干净。

（2）毛巾和毛巾架

婴幼儿离园后，保育师要清洗整理婴幼儿擦手毛巾，以备次日使用。消毒毛巾时首先要用自来水浸湿，然后放洗涤剂浸泡20 min左右，接着要认真搓洗和漂净，随后用0.5%的洗消净或84消毒液浸泡5～10 min，最后用流动清水冲洗干净；也可采用沸水煮15～30 min或蒸汽消毒10～15 min的办法进行消毒。毛巾架每日用清水擦去浮灰，每周用消毒液擦洗一遍。擦手毛巾要有专用毛巾架，上面贴有标志，两巾距离间隔10 cm，上、下、左、右不能碰叠在一起。毛巾最好不要贴墙挂，一是不易受到光照，二是不卫生，容易滋生细菌。

（3）水杯及水杯架

婴幼儿离园后，保育师用专用水池（或水盆）清洗婴幼儿水杯，控干水后放进消毒柜。擦拭水杯架时，每一个放水杯的空格位置均要擦拭，要保证干净卫生。检查每个空格边缘的标记是否完整：托班、小班可以采用图形、个人照片标记；中班、大班

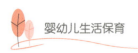

可以写幼儿名字，也可以用数字来表示，这样婴幼儿可以根据标记拿取自己的毛巾和水杯，避免拿错。

6. 检查安全隐患

（1）检查水电等是否关闭

1）检查水龙头开关是否关闭严实，避免漏水造成浪费；检查电源插座是否拔下，电源开关是否关闭断电。

2）关闭室内电灯，打开紫外线灯，消毒1h后关闭。

（2）关好门窗，确保离园后的安全

1）做好当天工作的相关记录检查。

2）检查窗户是否关闭并锁好，锁好大门。

> **小任务练一练**
>
> 请模拟区域用品的整理过程，并从以下几个方面总结你的工作过程。
> 工作目的：_____
> 工作准备：_____
> 工作过程：_____
> 工作反思：_____
> 教师指导建议：_____

二、清洁消毒

每天下班前，保育师要对婴幼儿活动室、盥洗室、卫生间进行清洁消毒。活动室中所有婴幼儿能接触到的家具清洁后都要用消毒水擦拭，第二天入园后再用清水擦拭一遍。

1. 活动室的清洁消毒

（1）清洁地面

先用扫帚清扫垃圾，并及时将垃圾收起，再用浸泡好消毒液的拖布按顺序拖地，最后用清水拖布拖地两遍。图8-3-10为保育师在清洁地面。

（2）台面消毒

将专用抹布打湿后蘸取配比好的消毒液擦拭窗台、门面、门把手等婴幼儿能够触及的地方，再用清水擦拭两遍。擦拭顺序是由

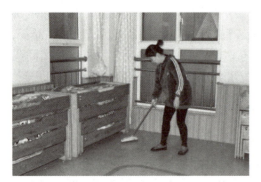

图8-3-10　保育师清洁地面

上而下，由左至右。

保育师支招

（1）扫地的操作技能

扫地时一般是按照由里向外的顺序清扫，这样有利于垃圾的整理和集中，也便于清理。清扫木板地时可用湿的扫帚扫，而清扫瓷砖地时则可用干的扫帚扫。扫地时一定要将扫帚轻轻压住，以免尘土飞扬。

（2）拖地的操作技能

先把家具和物品下面的地面拖净，然后再拖其他位置的地面。拖地时要压住拖布，按照地板纹路的顺序横拖，到两头时不要抬起拖布，可将拖布用力一转，把脏物带走，这样不会留下卫生死角。拖地时一般是从房间的里面向门口倒退着拖，以防把拖干净的地面踩脏。每拖完一遍地面，要视地面的清洁状况洗刷拖布，以保持拖布的清洁。要按房间的不同准备专门的固定拖布，用完清洗后放回标有标识的固定位置，不可混用。

2. 盥洗室和卫生间的清洁消毒

1）在专用水池（或水盆）清洁消毒毛巾，以备第二天早上使用。

2）消毒水杯架和毛巾架。

3）清洁水池，冲洗便池。

4）清洁消毒便池、地面，再用清水拖干净，如图8-3-11所示。

5）处理垃圾（注意：垃圾必须在每天下班前倾倒处理，杜绝在室内过夜）。

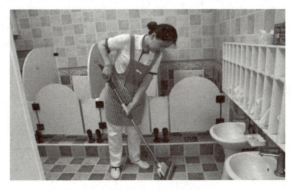

图8-3-11 保育师清洁消毒卫生间

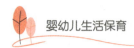

保育师支招

盥洗室一般的操作顺序为:开窗通风,冲洗便池、水池,清洁窗框、墙壁、灯、镜子及柜子,清洁地面。便池每使用一次都要及时冲干净,每日早、中、晚各刷洗一次,每月用厕所清洗剂彻底刷洗一次。盥洗室内的水池每日要用洗衣粉或去污粉将污渍刷洗干净。

3. 抹布、拖布等卫生洁具的清洁消毒

1)抹布使用完毕后,用配比的消毒液浸泡15 min,然后用清水漂洗干净。

2)拖布(室内外用)使用完毕后,用配比剩余的消毒液浸泡15 min,然后用清水涮洗干净(注意:用于厕所的拖把,消毒液配比要比擦拭台面、桌面等消毒液的浓度高一倍)。

保育师解读

为什么要使用不同的拖布、抹布清洁环境

托幼机构活动室、睡眠室、盥洗室的拖布、抹布、水桶等应分开管理与使用,并有明晰的标注说明,杜绝"一把拖布四处拖,一块抹布到处抹""细菌大搬家"的清洁方式。清洁消毒按Z字形进行,做到不遗漏,一块区域用一面抹布一次擦完,忌无序反复擦拭,以免造成重复污染。

4. 饮水设施的清洁消毒

用消毒液擦洗饮水机的出水口及其他暴露在外的各部位,并用清水冲洗干净。饮水机水槽部位的水垢定期用白醋去除,保持水槽的清洁。

小任务练一练

请模拟盥洗室和卫生间的清洁和消毒,从以下几个方面总结你的工作过程。

工作目的:＿＿＿＿＿＿＿＿＿＿＿＿＿＿＿＿＿＿＿＿＿＿＿＿＿＿＿＿＿＿＿

工作准备:＿＿＿＿＿＿＿＿＿＿＿＿＿＿＿＿＿＿＿＿＿＿＿＿＿＿＿＿＿＿＿

工作过程:＿＿＿＿＿＿＿＿＿＿＿＿＿＿＿＿＿＿＿＿＿＿＿＿＿＿＿＿＿＿＿

工作反思:＿＿＿＿＿＿＿＿＿＿＿＿＿＿＿＿＿＿＿＿＿＿＿＿＿＿＿＿＿＿＿

教师指导建议:＿＿＿＿＿＿＿＿＿＿＿＿＿＿＿＿＿＿＿＿＿＿＿＿＿＿＿＿

三、工作总结

保育工作记录与总结是保育师工作的一部分，有利于保育工作的有序、有效进行。托幼机构保育师的工作内容主要有卫生管理、生活管理、配合教育活动等，每部分的工作都会涉及工作记录。保育师需要记录的工作记录表有班级卫生消毒检查记录表、配合教育活动记录表和班级每日安全卫生检查表。保育师在离园前要和本班教师一起检查完善当天的保育工作记录，并对一天的保育工作进行总结和反思。

1. 保育工作记录

（1）保育工作记录的注意事项

1）客观、真实记录。无论何种记录，一定要做到客观、真实，不能以自己的主观意识去判断、分析。尤其是当记录婴幼儿表现时，保育师要做到实事求是地描述，在描述时不能添加自己的判断和看法，更不要去解释。

2）及时、准确记录。在工作中，保育师要及时记录，避免由于间隔时间长而出现遗忘或混淆，保证记录的准确性。

（2）保育师工作记录表填写方法

1）班级卫生消毒检查记录表。

班级卫生消毒检查记录表是保育师对班级卫生消毒情况的记录，如表8-3-1所示。

表8-3-1 班级卫生消毒检查记录表

日期	班级	开窗通风	消毒物品									
			餐桌			床围杆	门把手	图书	玩具	盥洗室	厕所	其他
			早	中	晚							

注：此记录表每天随时记录，每完成一项则在相应表格内画"√"。

2）配合教育活动记录表。

配合教育活动记录表是保育师在配合教师完成教育活动过程中的情况记录，如表8-3-2所示。

表8-3-2 配合教育活动记录表

班级		活动组织教师		保育师	
活动名称			活动时间		
活动准备					
全班婴幼儿活动情况					

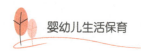

续表

个别婴幼儿活动情况	体弱儿情况	肥胖婴幼儿情况	其他
设施设备、物品材料使用情况			
备注			

注：此记录表的前三行需要在活动前填写。

按照以下要求填写。

1）"活动准备"一栏：主要填写本次活动中，教师、保育师和婴幼儿所需要的各种物品，如画笔、画纸、音乐、户外体育活动中婴幼儿用擦汗巾等。

2）"全班婴幼儿活动情况"一栏：主要记录婴幼儿在活动中的身体、情绪、参与活动情况；婴幼儿的分组情况；婴幼儿在活动中发生的故事；婴幼儿的表现等。

3）"个别婴幼儿活动情况"一栏：主要记录班中个别婴幼儿在活动中的情况，如体弱儿、肥胖儿、能力低下婴幼儿等需要特殊关注的婴幼儿的表现。

4）"设施设备、物品材料使用情况"一栏：主要记录本班设施设备、物品材料的使用、外借情况及需要维修、更换情况。

3）班级每日安全、卫生检查表。

班级每日安全、卫生检查表在每天下班离园前填写，确保当天离园前做好卫生、安全检查工作，以防意外事故发生，如表8-3-3所示。

表8-3-3 班级每日安全卫生检查表

班级

日期	锁上门窗	关闭水龙头	饮水机断电	关上所有的灯	关闭多媒体	拔掉插头	桌椅摆放整齐	物品摆放整齐	无垃圾	本班教师离园	班级自查教师签字	保健医检查签字	安全检查人签字	备注

按照以下要求填写：

1）从第2栏至11栏：完成该栏任务则在对应表格内画"√"，未完成画"×"。
2）"班级自查教师签字"一栏：由班级自查教师签名。
3）"保健医检查签字"一栏：由检查该班级的保健医检查后签字。
4）"安全检查人签字"一栏：由本园安检人员检查后签字。

上述保育工作记录表只是托幼机构保育工作记录中的一部分，除此之外，托幼机构还会用到其他的保育工作记录，如肥胖儿（体弱儿）记录表、区域活动（游戏）观察记录表等。每所托幼机构会根据本园的情况有选择地使用保育工作记录。此外，托幼机构可以根据本园情况对上述记录表进行调整，以便更符合自身工作需求。无论何种工作记录，都应该客观、真实、及时，准确地进行记录。

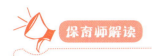

保育师为什么要做各种记录

保育师做保育工作记录，方便把每天的工作及时分析整理，及时发现工作的不足，有效避免工作漏洞，并为日后工作的开展提供参考和借鉴。按记录的形式不同，可以将记录分为图表记录、文字记录。记录应及时，养成随时记录的习惯；记录应全面、细致、真实、客观；工作记录要规范、认真、持之以恒。

2. 保育工作总结

（1）保育工作总结的意义

有总结才能有反思和进步，这在保育工作中也不例外。保育工作总结有利于保育工作的改善，有利于保育师的成长进步。通过撰写保育工作总结，保育师可以检查自己的保育工作情况，从中发现自己的长处和不足，不仅可以积累保育工作经验，还可以为今后的保育工作指明努力的方向。

（2）保育工作总结的注意事项

1）平时注意积累保育工作材料。在平时的工作中，保育师要做好计划和记录，为撰写工作总结积累一定的材料。

2）随时总结、记录。在平时的工作中，要随时进行总结，在不影响正常工作的情况下，将自己的总结及时记录下来，以免间隔时间过长而遗忘。

3）总结全面，突出优势和不足。保育工作总结要全面，应涉及保育工作的方方面面，在此基础上总结自己的成功之处（优势）和不足，做到既全面又有所侧重。在全面总结日常保育工作、配班工作、个别婴幼儿保育工作的基础上，总结自己在保育工作方面取得的主要经验或突出业绩，面对自身的不足分析原因，找出改进措施。

4）总结要客观、真实。撰写保育工作总结要遵循客观、真实的原则，实事求是地呈现自己的保育工作情况，避免虚假杜撰，不写空话、套话。

（3）保育工作总结的主要内容

保育工作总结的主要内容有：题目；姓名；所在班级及班级基本情况；在某阶段自己所负责的主要工作；所取得的主要成绩及存在的问题；问题原因分析；工作建议、改进意见及措施。

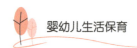

按保育工作反思与总结内容范围的大小，可以将保育工作总结分为全面工作总结和专项工作总结。按保育工作反思与总结时间跨度的长短，可以将保育工作总结分为周工作总结、月工作总结和学期工作总结。反思要中肯，总结要深刻；自我评价要客观；必要时，要提出改进措施与方案。

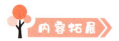

有一些保育工作记录表是由教师填写的，具体如下。

（一）晨午检（全日健康）记录表

晨午检（全日健康）记录表是保育师对婴幼儿日常疾病处理的记录，如表8-3-4所示。

表8-3-4　晨午检（全日健康）记录表

日期	班级	姓名	晨午检（全日健康）情况		诊断	处理	检查者
			症状或家长主诉	体征			

按照以下要求填写表格。

1）在"晨午检（全日健康）情况"一栏：若是健康婴幼儿，则直接填"健康"；若是出现异常状况的婴幼儿，应写清婴幼儿出现症状的时间，如晨检、午检还是一天中的任何时间；记录婴幼儿的症状要简洁、正确，比如发热，体温达38℃，前胸有红点，等等。

2）"诊断"一栏填写疾病名称。

3）"处理"一栏：写清处理方式与结果，比如与家长联系好后送婴幼儿去医院等。

（二）在园婴幼儿药品登记表

在园婴幼儿药品登记表是保育师对来园婴幼儿有服药需求的记录，如表8-3-5所示。

表8-3-5　在园婴幼儿药品登记表

日期	班级	婴幼儿姓名	年龄	症状	药品名称	应该服用剂量及时间	家长签字	实际服用剂量及时间	喂药者签字

注：喂药者一定要严格按照家长叮嘱的剂量和时间给婴幼儿喂药，并实事求是地写清喂药剂量和时间，如"一袋，中午饭后半小时"。

按照以下要求填写。

1）"症状"一栏：填写简洁、准确，如"嗓子发炎"。

2）"药品名称"一栏：把婴幼儿所带所有药品进行准确填写，如"小儿咳嗽灵"。

3）"应该服用剂量及时间"一栏：由婴幼儿家长填写，写清婴幼儿应该服用的剂量和时间，如"一袋，中午饭后半小时"。

4）"家长签字"一栏：必须由婴幼儿家长填写。

5）"实际服用剂量及时间"和"喂药者签字"两栏：由喂药者如实填写。

（三）婴幼儿出勤登记表

婴幼儿出勤登记表是对婴幼儿每日出勤情况的记录，如表8-3-6所示。

表8-3-6　婴幼儿出勤登记表

_____班　　　　　　　　　　　　　　　　　　　年　　月

姓名	日期							备注1
	1	2	3	4	5	……	30	
备注2								

按照以下要求填写表格。

1）在相应的日期内填写各种符号表示婴幼儿的出勤情况："√"代表出勤，"○"代表缺勤（在"○"处补充相应的符号："×"代表病假，"—"代表事假）。

2）"备注1"一栏：注明因病缺勤婴幼儿的疾病名称；注明事假婴幼儿缺勤事由。"备注2"一栏：注明日期中的特殊日子，如"十一国庆节放假"等。

（四）婴幼儿缺勤追踪表

婴幼儿缺勤追踪表是保育师在婴幼儿未到园情况下，及时了解婴幼儿缺勤原因的记录，如表8-3-7所示。

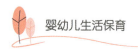

婴幼儿生活保育

表 8-3-7　婴幼儿缺勤追踪表

班级

日期	姓名	事假				病假				家长	联系人
		有人照看	外出旅游	调养	其他	感冒咳嗽	发热	传染病	其他		

按照以下要求填写。

1)"姓名"一栏：填写缺勤婴幼儿姓名。
2)"外出旅游"一栏：填写婴幼儿旅游时间，如一周、三天等。
3)"事假"中的"其他"一栏：如实填写婴幼儿其他事由，如探望病人等。
4)"病假"中的"其他"一栏：如实填写病假婴幼儿的疾病名称，如急性肠炎等。
5)"家长"一栏：填写为婴幼儿请假的家长称呼，如母亲、父亲、奶奶等。
6)"联系人"一栏：填写追访记录者（教师或保育师）的名称，如保育师某某。

 小任务练一练

教师今天组织了国旗制作的活动，保育师应该如何填写配合教育活动记录表？

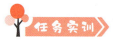

1. 模拟完成婴幼儿离园后保育师的清洁消毒工作。
2. 请利用去幼儿园保育实习的机会，认真做好保育师的工作，并在实习结束后撰写一份保育工作总结。

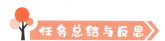

1. 婴幼儿离园后，保育师的环境整理工作有哪些内容。
2. 举例说明几种电器用品的管理与保养方法。
3. 如何对抹布、拖布等卫生洁具进行清洁和消毒。
4. 保育工作是如何记录的。

参 考 文 献

北京师范大学实验幼儿园，2012．保育师工作指南［M］．北京：北京师范大学出版社．
陈华，张海丽，2019．幼儿园保育［M］．北京：高等教育出版社．
崔焱，仰曙芬，2017．儿科护理学［M］．6版．北京：人民卫生出版社．
杜长娥，2000．幼儿行为习惯的结构与养成［J］．山东教育（幼教版）（1）：44-47．
杜春凤，1983．儿童良好习惯的培养［J］．锦州师院学报（哲学社会科学版）（4）：18-22．
劳动和社会保障部中国就业培训技术指导中心，2018．保育师初中高级技能［M］．北京：中国劳动社会保障出版社．
李玲，2016．中班幼儿良好行为习惯形成初探［J］．读与写（教育教刊），13（6）：227．
梁雅珠，陈欣欣，2016．幼儿园保育工作手册［M］．北京：人民教育出版社．
廖珩，2017．中班幼儿在园饮食行为问题及其矫正［D］．南充：西华师范大学．
刘吉祥，等，2018．幼儿园环境创设［M］．长沙：湖南大学出版社．
刘妤，闫学明，2017．幼儿园保健医工作指南［M］．北京：北京师范大学出版社．
芦爱军，2018．幼儿园保育［M］．北京：机械工业出版社．
欧平，2013．小班幼儿生活常规习得的研究［D］．武汉：华中师范大学．
彭英，2019．幼儿照护职业技能教材［M］．长沙：湖南科学技术出版社．
宋彩虹，2020．幼儿生活活动保育［M］．上海：华东师范大学出版社．
宋文霞，王翠霞，2020．幼儿园一日生活环节的组织策略［M］．北京：中国轻工业出版社．
王萍，2015．学前儿童保育学［M］．北京：清华大学出版社．
王普华，2015．保育师工作手册：国家职业技能鉴定配套丛书·岗位工作手册系列［M］．北京：中国劳动社会保障出版社．
王雁，2018．学前儿童卫生与保健［M］．北京：人民教育出版社．
吴彩萍，2011．培养中班幼儿的饮水习惯［J］．成功（教育）（2）：61．
伍香平，彭丽华，2014．幼儿园保育工作指南［M］．北京：中国轻工业出版社．
线亚威，马秀娟，2013．幼儿园保育工作手册［M］．北京：高等教育出版社．
阳志长，张晓军，1997．习惯与儿童的成长［J］．教育探索（1）：57-58．
张玉兰，王玉香，2019．儿科护理学［M］．北京：人民卫生出版社．
左志宏，2019．婴幼儿认知发展与教育［M］．上海：上海科技教育出版社．